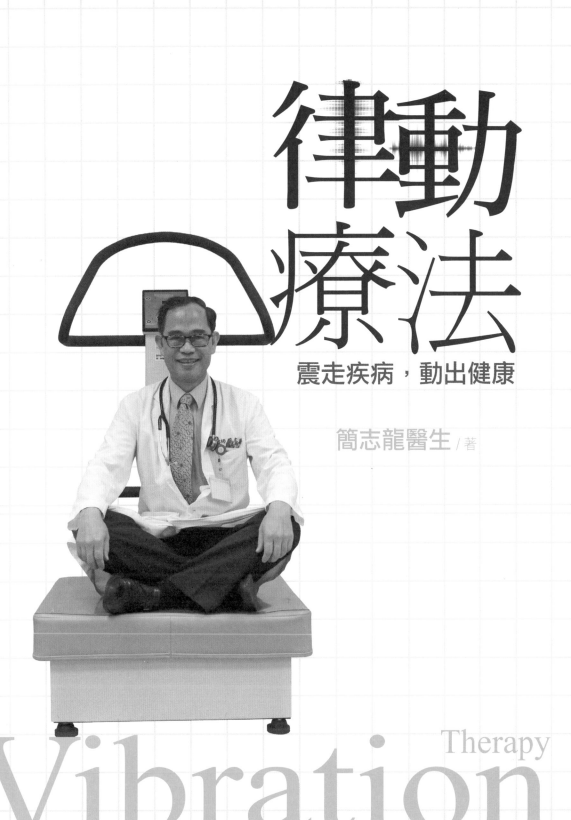

律動療法

震走疾病，動出健康

簡志龍醫生 / 著

Vibration Therapy

Contents

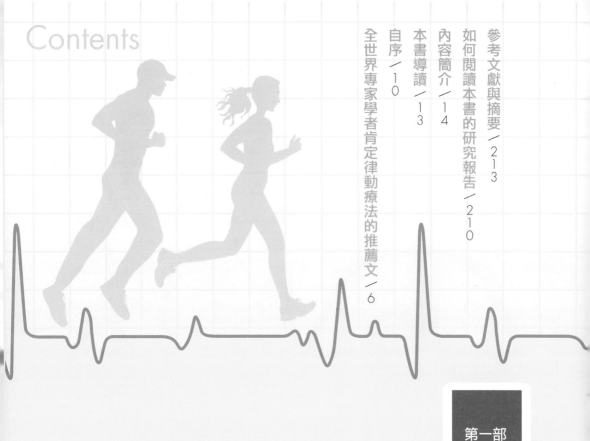

第一部

1

全身垂直律動

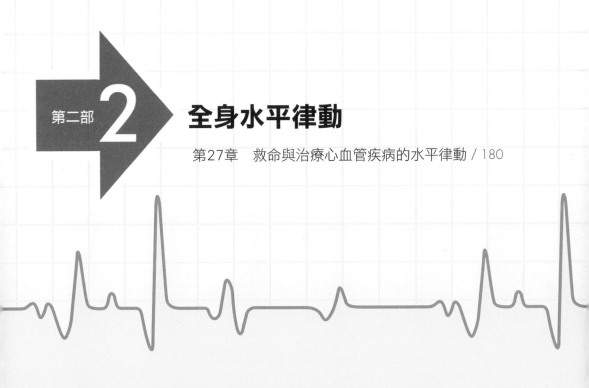

第二部 **2** **全身水平律動**

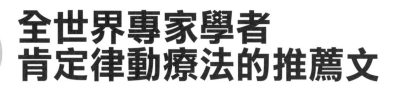

全世界專家學者
肯定律動療法的推薦文

肯恩 Robert L.Kane

美國明尼蘇達州大學教授

「全身律動是先進科學的骨質疏鬆治療方法」

波給特 Bogaerts AC

比利時天主教魯汶大學復健科醫生

「垂直律動對於社區老人是一種有效增加
老人心肺功能及肌肉力量的訓練方法」

真木 Otsuki T

美國明尼蘇達州聖凱撒琳大學教授

「全身垂直律動可以快速降低動脈壁硬度」

魯賓 Rubin CT

美國紐約大學石溪分校生物工程所所長

「律動,可能是唯一非藥物的預防肥胖,不是經過代謝途
徑,而是經過演化路徑的方法」

米蘭思 Milanese C

義大利維羅納大學教授

「律動訓練會改變身體的組成，降低體脂肪，增加體瘦肉，並增加肌肉力量」

鮑姆 Klaus Baum

德國科倫運動學校運動醫學教授

「垂直律動有效而且成本低廉，可以改善第二型糖尿病患者血糖的有效工具」

麥卡拉 Maikala RV

麻州「自由互助研究機構」研究員

「全身律動會刺激大腦前皮質區，透過神經的活化進而增加大腦血流量與血氧濃度」

嘉曼 Garman R

美國紐約大學醫生

「即使輕微的律動，都可以刺激新骨生成並改變骨頭形態」

約翰生 Johnson AW

美國猶他州楊百翰大學博士

「垂直律動與傳統的阻力訓練不分軒輊，幫助骨科手術後病人恢復功能」

傑力 Alentorn-Geli E

西班牙巴塞隆納大學醫生

「律動加上運動是一種有效改善纖維肌痛的疼痛與疲勞的安全方法」

7

哈斯 Haas CT

德國歌德大學教授

「律動可以當做物理治療帕金森氏症患者的輔助器材」

金 King LK

加拿大威爾弗裏德‧勞裏埃大學教授

「律動是治療帕金森氏症非藥物的替代品」

法哥納里 Fagnani F

羅馬大學教授

「律動增加柔軟性，不僅可以提升運動員的表現，而且可以預防肌肉或韌帶的運動傷害」

哈密達 Hameeda A.A

埃及紮加齊格大學教練

「良好設計的垂直律動是適合體操選手的訓練方法」

松本 Matsumoto T

日本滋賀大學醫院研究員

「水平律動對於運動困難的心臟病患者是一種替代運動的選擇」

福田 Shota Fukuda

日本大阪市掖濟會醫院醫生

「水平律動對於健康人與有冠狀動脈疾病者，都可以改善冠狀動脈功能」

馬丁尼姆立羅 Martínez-Murillo R

西班牙科學院醫生

「結果證明水平律動提供一種新穎、便宜、非侵入性治療中風的選擇」

亞當斯 Jose A Adams

美國邁阿密西奈山醫院教授醫生

「可見在心臟缺氧之前的水平律動處理，可以透過p-Akt路徑，刺激一氧化氮合成酶，增加一氧化氮的分泌，並保護心臟，降低傷害」

宮本 Miyamoto S

日本京都大學醫學院教授、醫生

「使用水平律動治療，對於心絞痛患者，透過中心及周邊血管擴張效果、可以改善運動能力、降低心肌缺氧，及左心室重塑。水平律動可說是一種新穎的心絞痛與陳舊心肌梗塞的輔助治療模式」

全世界專家學者
肯定律動療法的推薦文

利威格 Rittweger J

德國柏林自由大學醫生

「低頻垂直律動可以取代其他運動，不會造成傷害，而且可以治療下背部疼痛」

布盧耶 Olivier Bruyere

世界衛生組織骨關節問題中心博士研究員

「律動可以幫助老人降低跌倒意外，並提升生活品質」

自序

　　所有醫生都希望為病人找到一種不需吃藥、不需手術或打針、沒有副作用，也不需要辛苦勞累，就可以幫助人們增進或恢復健康的萬靈丹。但世界上可能沒有這種不勞而獲的好事，如果有這種東西，其實也都在自己身上，比如清淡的飲食、規律的運動、充足的睡眠、適當的體重、適度的壓力、良好的情緒管理、不抽煙喝酒吃檳榔、定期的健康檢查等等，不過越簡單越難做到。

　　然而這十年來，我發現一種接近上述夢想的「神奇儀器」。似乎是「只要站上去，甚至躺著坐著，都可以輕鬆有效的預防疾病與增進健康，而且效果廣泛，從減肥、增高、變強壯，到預防骨質疏鬆、心臟病、糖尿病都有效果；多數人包括老人、年輕人、孩童、運動員，甚至各種無法運動的病人，如腦中風、帕金森氏症、脊髓損傷等都能輕鬆使用。」

　　這聽起來好像是電台賣藥的江湖郎中說的話，我知道聰明的讀者可不會輕易相信的，除非有根據。所以為了證明內容不是信口開河，此書像寫論文一樣，所有提到的研究，都註明參考文獻與出處。

　　但是，出版本書的目的除了希望好東西與好朋友分享外，更希望介紹與推廣全身律動運動，讓社會上無法運動、困難運動但需要運動、想要運動的朋友，有一種簡單容易、有充分醫學證據、可靠安全，而且是有效沒副作用的方法來促進他們的健康、增加生活的品質。

　　講到運動，現在的社會與環境是遠遠比不上過去，科技文明的都市與社會幾乎是無形中剝奪人類這種動物運動的機會。但個人不可能孤立於環境，或像唐吉軻德般獨力對抗文明與科技。人在江湖，身不由己，如本書所提的「都市

化、肥化與老化」所導致的慢性病與老人病越來越普遍，對於個人、家庭或社會都形成極大的困擾與壓力。這「三化」導致運動的困難與限制。「全身垂直律動」與「全身水平律動」，依科學家所做的深入廣泛研究，可以部份彌補這些缺陷，全面性與廣泛性的協助慢性病人與老人；並可以做為個人、家庭或社區預防保健，增進健康與治療疾病的一種選擇、方法與策略。

　　談到與律動認識的機緣，1982年我在美國哈佛大學研讀公共衛生時，已經接觸此方面的研究，初萌興趣；後來在瑞士諾華藥廠擔任醫學部長時（1992-1997），負責研發骨質疏鬆新藥「骨力強（Aclasta）」，更有機會因為職務需要，大量研讀與骨質疏鬆治療有關的文獻，對於全身垂直律動的研究成果印象深刻。在台北赫本減重中心，實際使用全身垂直律動做為減重病人的輔助運動，更真正實際操作瞭解律動療效、病人的反應及其安全性。所以從民國95年起開始搜集相關文獻與研究，到今天已經7年（圖1）。

　　在撰寫時，一方面希望本書淺顯易懂，能夠讓一般讀者看得懂，但也能讓學有專精、講求證據的醫生、復健師、護理師、老師、學者及運動教練做為醫療、教學、服務及研究上的工具。所以在撰寫時面臨兩難，最後文章還是傾向學術與專業，比較艱澀難讀，這是筆者學疏才淺，能力不足，也期待一般讀者能夠諒解。由於全身律動的研究範圍廣泛、資料豐富，作者在引用或論述處，必有疏漏不足之處，也盼望專家同儕不吝予以指正。

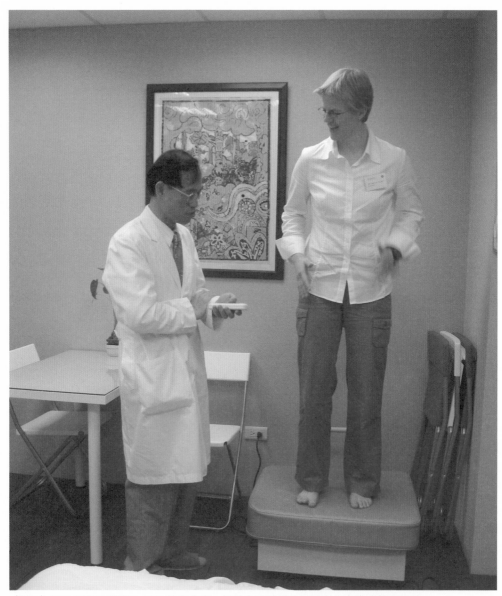

（圖1）1997年德國學者Dr. Wilm訪問作者，討論全身律動的用途與分享臺灣使用經驗

本書導讀

　　有人開玩笑說牛頓有什麼偉大的地方？牛頓只是發現蘋果不會飛到天上，而是掉到地上。這是笑話，但是萬有引力是真正主導宇宙萬物運行的力量，人類如同所有生物，因為活在地球上，所有器官在數億年間都以適應地心引力來演化，因此難以察覺出它的巨大影響力，但當地心引力改變時，對於身體就會產生極大的影響。比如太空人在沒重力的太空中生活，很快就產生骨質疏鬆與肌肉萎縮現象；同樣，一個戰鬥機駕駛員在飛行中可能面臨好幾個地心引力的壓力，迫使他們昏迷不醒而摔機。也就是說，改變地心引力，便可以對於動物產生極大的生理改變。

　　全身垂直律動的原理，簡單來說，就是透過地心引力的物理作用來改變身體的肌肉骨骼神經系統，更進一步影響內分泌及其他生理系統，以產生各種有益健康的效果。垂直律動機使用機械力將人體往上推後，機械力停止時，人體受地心引力自然往下掉，透過以每秒5-30下的快速頻率震動，對於身體產生一種特殊型態的衝擊，類似人們跳繩、打籃球時的跳躍，跑步跨欄等身體離開地面之後，再與地面接觸時產生的撞擊效果。

　　讀者可能會驚訝此書內容包含身體如此多的系統：骨骼系統、肌肉系統、平衡系統、心臟血管系統、內分泌系統、腦神經系統、脂肪能量系統、呼吸系統、長高機轉等等。一件機械原理不複雜的復健運動設備，只要每週使用三次，一次幾分鐘，竟會產生如此廣泛的影響與效果，要不是因為作用原理是牛頓的地心引力，只能說不可思議。

內容簡介

　　本書成兩部份，「全身垂直律動」與「全身水平律動」，兩者的原理不一樣，儀器不同，醫療功能也不相同，但都屬於「律動治療」，所以我將兩者都放在本書中，可以讓不同需要的讀者選讀參考。

　　「全身垂直律動」部份，本書先介紹律動的原理與全身律動治療的發展歷史，接著討論律動對於健康的好處。由於律動機最早的發明目的是為了降低太空人的肌肉骨頭的退化，所以律動研究最多的就是增加骨質密度。律動訓練預防骨質疏鬆及增加骨質密度的研究可說非常完整，從細胞實驗、幹細胞實驗、小型哺乳動物實驗、大型哺乳動物實驗、停經婦女實驗到青少年實驗都有，讀者可以讀到許多有趣的正面的研究。

　　其次，本書討論律動增加肌力平衡與協調的成果，此部份包括老人與年輕人，效果都十分明顯。透過骨頭肌肉與平衡協調的進步，可以看到律動也能降低背痛、關節疼痛並降低跌倒，改善老人的生活品質。

　　心臟血管疾病可以說是中老年最大的殺手，在第9章，我們深入探討律動如何改善及預防心臟血管疾病。肥胖是脂肪堆積在皮下與內臟，律動與肥胖的研究也十分完整。透過細胞實驗、動物實驗、人體實驗及分子生物機轉的研究，全身垂直律動不僅證實可以降低體內脂肪，預防肥胖，更特別的是，全身垂直律動是一種嶄新的減肥途徑。傳統上，減重是透過增加代謝或降低飲食兩種方法，但是律動可以降低脂肪堆積卻是透過幹細胞分化的改變，因此可以單獨使用，或與其他減重方法如節食、運動或藥物合併使用。

　　醫界常比喻肥胖與糖尿病是雙胞胎，二者常常並存，所以談完肥胖，我們

談律動如何預防與改善糖尿病的發生，並降低糖尿病引起的血管病變與疼痛。

在第12章，我們討論一個父母與青少年非常關心的問題——「長高」。市面上有許多號稱「轉大人」的產品，但都是信口開河，沒有醫學根據。律動運動可以增加青少年體內生長荷爾蒙的濃度，刺激骨骺處的機械感受器，增生新骨與壓抑破骨作用，並刺激下肢長骨的骨骺處生長板的增生，因此可以幫助青少年骨頭發育，並加速青春期孩童的身高發育。

第13章到第20章，我們討論律動如何改善各種常見及嚴重的慢性病，降低這些慢性病的併發症與改善病人的生活品質。包括腦中風、關節炎及骨關節手術後、纖維肌痛、慢性疲勞、帕金森氏症、脊髓損傷、腦性麻痺、多發性硬化症、慢性阻塞性肺病、功能性慢性便祕。其中有許多病是到現代醫學還沒有治癒方法的嚴重疾病，如帕金森氏症、脊髓損傷、腦性麻痺、多發性硬化症，律動證實可以有效改善這些人的運動能力與生活品質。

其次，我們介紹律動對於健康年輕人的效果，除了增加運動的功能外，還可以改善心肺活力。至於運動員，則可以透過律動訓練增加肌肉爆發力、彈性、肌力與耐受力。有趣的是，律動不僅可以訓練人類運動員，而且可以訓練動物運動員，如賽馬與賽狗。

但是，為什麼垂直律動會有這些強大與廣泛的功能呢？第24章深入探討全身律動的作用原理與機轉。垂直律動可以強化肌肉力量及彈跳力，增加關節穩定及平衡感，其原理是透過「張力震動反射」、肌肉中肌小管的增加，及內分泌的改變。而增加骨質密度則是透過刺激「間葉系幹細胞」。接受律動的機械

刺激後，會產生機械訊息刺激間葉系幹細胞並改變其分化的途徑，走向生成造骨細胞、抑制脂肪細胞的路徑。

　　第25章比較深，內容在討論經過律動後，人體產生的不同荷爾蒙與及其作用。這些經由律動產生的荷爾蒙包括抑制脂肪的堆積，減少肥胖、並降低糖尿病的「脂聯素」；加強新骨生成的「骨鈣素」；提升身體的免疫能力，對抗身體發炎反應的「變形生長因子」；使血管擴張，增加血流及氧氣灌注的「一氧化氮」；參與骨質重塑，增加破骨作用的「骨橋蛋白」；增加身體活力與肌肉力量的「生長激素」；增加肌肉生成與強壯肌肉的「睪固酮」；抑制身體凝血原凝結成血塊的「tPA」。第26章則討論進行律動時要注意的事項。

　　第27章為本書的第二部份：「水平律動」。「水平律動」是藉著機械力，給予人體從頭部到腳部方向的規律震動，「水平律動」後，身體會產生一種特別的剪力，刺激人體的血管內皮細胞分泌一氧化氮。一氧化氮能夠舒張血管，保護心臟與大腦，所以可以預防與改善缺氧性心臟病及腦梗塞或血栓。除外，也可以改善周邊血管病變及肺水腫；還可以降低心肌梗塞的後遺症。「水平律動」除了預防改善心臟血管疾病外，在急診室更常被用在急救時輔助使用，無論是心跳停止前、中或後使用「水平律動」，都可以增加存活率，降低心血管後遺症。水平律動儀器的發明對於心臟與腦血管疾病的預防與改善，增加了一種有效而且是非侵入性的強大工具。

第一部
全身垂直律動

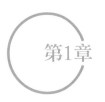

第1章 無法運動是
現代人的困境

本章導讀

　　現代社會由於科技的進步及文明的衝擊,造成「三化」的現象。三化就是都市化、肥化與老化。都市太擁擠太狹窄,人們太忙碌太緊張,沒有空間與時間運動,所以人類壽命雖延長但卻更不健康;肥胖與老衰影響正常的運動功能,導致許多的慢性病與老人病。社會上產生許多人有運動障礙與無法正常運動,嚴重影響健康,這些族群極需要一種有效、可以協助他們維持或恢復健康的「全身被動式運動」。

都市的一角

場景一

　　醫生勸告一位肥胖的婦女說:「妳要多運動,減輕體重,否則妳的糖尿病可能會無法控制!」婦女問:「那我該做什麼運動?」醫生說:「慢跑或走路都可。」婦女搖搖頭說:「但走路我的膝關節會痛。」醫生說:「那麼,游泳呢?」婦女說:「游泳?我……不敢穿泳裝,而且我們家附近也沒有游泳池……我可以在浴缸裡面游嗎?」

場景二

　　醫生看完報告，對一位中年人說：「你的腰圍、血壓、膽固醇都上升，你有依照我上次講的規律運動嗎？」中年人苦笑：「最近工作忙，我連睡覺時間都不夠……」醫生：「那假日呢？」中年人：「放假我要補眠……」醫生搖搖頭：「那可不可以買臺跑步機，放在家裡看電視的時間運動？」中年人也搖搖頭：「我們家客廳太小，放不下跑步機……對了，可以用按摩椅替代嗎？」

場景三

　　動完脊椎手術，老人問醫生：「我該如何保養？」醫生：「要小心跌倒，你的骨質很脆弱，而且肌肉無力，容易跌倒。」老人問醫生：「那我要怎麼辦？」醫生：「要常運動，不動會疏鬆。」老人：「可是我腳無力，走不動……」醫生：「那來醫院復健吧！」老人問：「只要一次嗎？」醫生：「不，一週五次，持續半年或一年。」老人：「那醫生可以來我家復健嗎？」醫生：「應該不可能，你們家也沒有復健器材。」「那怎麼辦？」老人急得哭出來：「家裡沒有人可以帶我來。」

1.1>>現代人被「三化」所苦

　　這幾個場景，我想許多人並不陌生，就以2011年的臺灣來說，65歲以上老年人口有250萬，過重肥胖人口有450萬，糖尿病也有120萬人，這比起1990年成長許多。不僅國內如此，全世界都一樣（圖2）。現代人的特色是越來越胖，很容易得到慢性病，但卻越活越老，再罹患老年病。胖與老，真正說起來，是科學進步與醫藥改善的結果。由於這百年來科技與醫學突飛猛進，在改善人類生活的同時，同時也改變了人類生存的環境與疾病類型。

　　談到肥胖，200年前，許多人因沒有食物而餓死，人口學家馬爾薩斯當時曾悲觀的預估人類將有三分之一人口會因糧食不足而餓死。但諷刺的是，科技進步，不僅饑餓沒發生，現在反而許多人因過胖病死。今天，三個美國人中只有一個體重還正常，另外兩人，不是過重就是肥胖。

　　談到長壽，數千年來，人類由於傳染病及營養不良而早死，甚至到1900年，美國人平均壽命也只有40歲。但現在平均臺灣與美國人都可以活到80歲，日本人更長壽。簡單說，科技及醫學對於人類的衝擊，造成三大改變：都市化、肥化及老化。

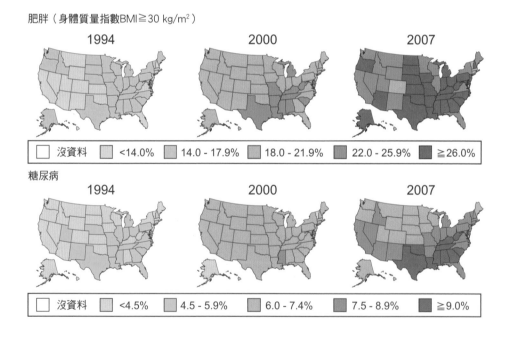

肥胖（身體質量指數BMI≧30 kg/m²）

| 1994 | 2000 | 2007 |

| 沒資料 | <14.0% | 14.0 - 17.9% | 18.0 - 21.9% | 22.0 - 25.9% | ≧26.0% |

糖尿病

| 1994 | 2000 | 2007 |

| 沒資料 | <4.5% | 4.5 - 5.9% | 6.0 - 7.4% | 7.5 - 8.9% | ≧9.0% |

（圖2）肥胖與糖尿病為連體嬰，上圖為美國肥胖地圖，下圖為美國糖尿病地圖，二者分佈與成長都近似

1.1.1　三化之一：都市化

在200年前，世界有十分之九的人口都從事農牧業。到100年前，農牧業人口還有三分之二。但到西元2000年，全世界只剩5％的人從事此種古老行業了。服務業、工業及商業的興起，使得農村人口失業而大量流動到大都市來。

大的都市像上海、東京、紐約，人口都超過千萬，百萬人口的都市則不計其數。人類在擁擠的都市中生活，寸土寸金，綠地少，住宅小，馬路上車水馬龍，到處狹窄擁擠，使得活動與運動變得十分困難與昂貴。其次，在都會區中一般交通網路便捷，多半乘車或電梯，不需運動。更由於競爭壓力、工作過勞與長時間的上下班，導致都市人即使有心運動、想要運動，卻被時間與環境限制，無法運動（圖3）。所以，都市化容易導致許多慢性病。

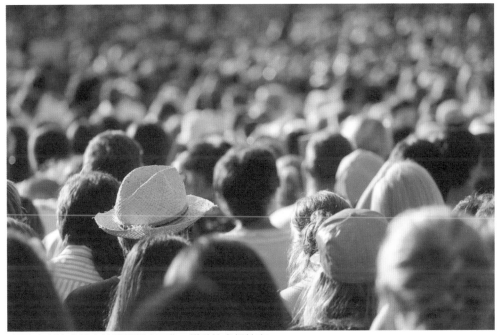

（圖3）都市化過度擁擠與靜坐工作，導致許多慢性病

1.1.2 三化之二：肥化

由於服務業、商業、工業比起農業需要的勞力不多，機械電子又取代人力，體力需要大量減少，加上運輸科技進步，人類多半不需大量花費體力與勞力；再加上商業發達，食品變得便宜、方便又容易取得；使得現代人類開始變胖，而且越來越胖。這是現代科技對於人類的第二個衝擊——「肥化」（圖4）。

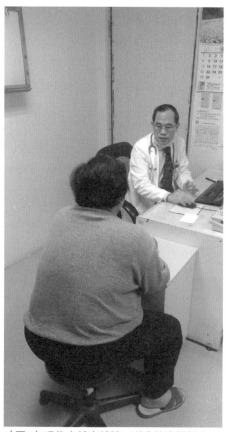

（圖4）現代人越來越胖，滋生許多慢性病

肥化的結果是現代人慢性病叢生，高血壓、糖尿病、心臟病、各類癌症及退化性骨關節的疾病都提早出現，舉例來說，以前中年後才會得到的第二型糖尿病，現在已經提早出現在肥胖的年輕人身上。更糟糕的是當人一旦變胖後，運動難度提高，因為一般走路下肢關節需要支撐人體重量的2-3倍，而跑步更是體重的5-6倍。所以，肥胖會導致早期的退化性膝與髖關節炎，而無法運動則會使肥胖更加嚴重。

1.1.3　三化之三：老化

　　科技的第三個衝擊就是讓人類越來越長壽，人口中的老人比例越來越高。人的壽命增加雖然是好事，但是人的器官卻隨著年齡退化，並不因科技進步而改變。器官老化包括骨質疏鬆、關節退化、肌肉萎縮、心臟病、癌症、腦中風、帕金森氏症、阿茲海默症等就逐漸出現，嚴重影響老人的健康與生活品質。老化的結果就是行動的限制與運動功能的降低，更嚴重就成為「殘障與失能」。更由於現代人生育率降低，年輕人越來越少，老人的照顧會變成社會國家極大的負擔（圖5）。

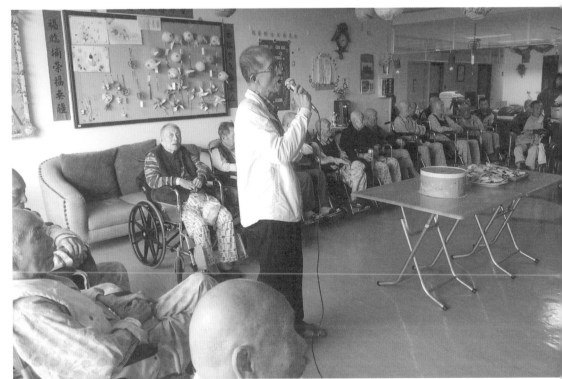

（圖5）臺灣一如其他已開發國家，老年人口越來越多

23

不幸的是，「都市化」、「肥化」與「老化」這「三化」，卻不是醫藥進步就可以解決的；事實上，它就是科技與醫學進步的副產品。「三化」有個共同的特徵——就是運動的減少及限制，而運動的降低則導致人體骨骼肌肉及心肺功能的退化，這些問題會進一步加重慢性病及殘障的發生，彼此陷入惡性循環的深淵。

要解決三化問題有許多方案，比如在室內使用跑步機或其他健身中心的運動器材，鼓勵走路、爬樓梯取代坐車、搭電梯等。但要使用跑步機或其他運動器材，身體仍需要有完整的肌肉協調能力。對於許多嚴重疾病或殘障情況者，如病態型肥胖、腦中風、骨折、關節炎、心臟血管手術後、帕金森患者、小兒麻痺、腦性麻痺、或脊椎損傷者等等，這些主動的運動可能非常困難或完全不可能，因此發展出一種有效安全的被動式運動是新世紀的需求。

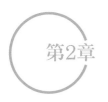

第2章　全身律動的發展

本章導讀

　　「被動式運動」是由機器或人力取代個人主動的運動，可以分為局部與全身被動式運動兩種。最早的全身震動機約在1900年，由美國凱洛格醫生所發明，但現代的全身垂直律動機則是蘇聯於1960年代所發明。由於太空人在無重力狀態下，肌肉會開始萎縮，而且脊椎、髖骨及股骨的骨質會迅速流失，平均一個月損失1-1.6％。此健康問題如果無法解決，太空人便無法在無重力的太空中停留太久。

　　為解決此項問題，蘇聯科學家發明了全身垂直律動機來訓練他們的太空人。美國太空人只能停留太空300天左右，但透過垂直震動的訓練，蘇聯太空人創造在太空停留437天的記錄。全身垂直律動機不久後變成訓練運動員的工具，更多的研究，使得此發明慢慢擴散應用到其他醫療領域。

　　「主動式運動」是指由身體的意願帶動肢體，自主性的運動，如走路、體操、跳舞、游泳、打球等等。而「被動式運動」則不是由自己的身體帶動，而是藉著其他人、電子或機器的帶動來運動。基本上，「被動式運動」又可以分成兩種：「局部被動式運動」與「全身被動式運動」。

2.1>>局部被動式運動

「局部被動式運動」最常見的就是按摩、推拿或復健。像按摩以往只能由他人來服務，現在市面上已經有許多電子機械自動化的按摩產品。市場上也有許多皮下電流刺激的產品（圖6），都屬於局部運動。在1880年左右，瑞典一位非常有創意的醫生蘭德（Gustav Zander，1835-1920）就發明了局部震動按摩機器（圖7）。

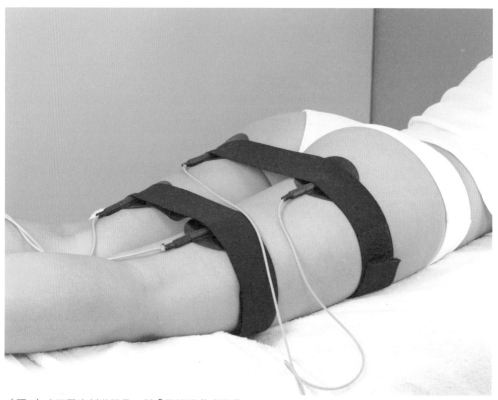

（圖6）皮下電流刺激器是一種「局部被動式運動」

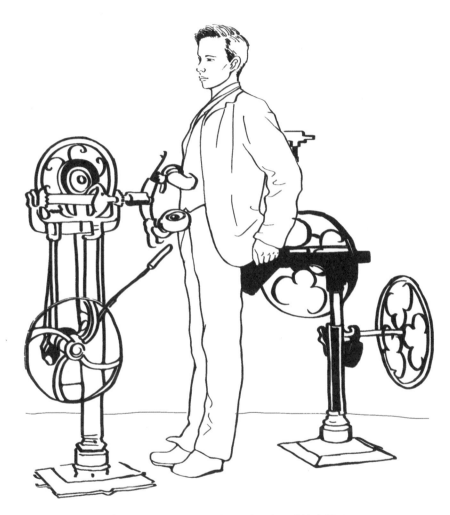

（圖7）1880年瑞典醫生蘭德發明的局部震動按摩機器

　　而美國另一位天才醫生凱洛格（John Harvey Kellogg，1852-1943），幾十年前流行的腰部皮帶震動機（圖8），其實是他在1897年發明的（圖9）。

（圖8）在1950年代流行的腰部震動機

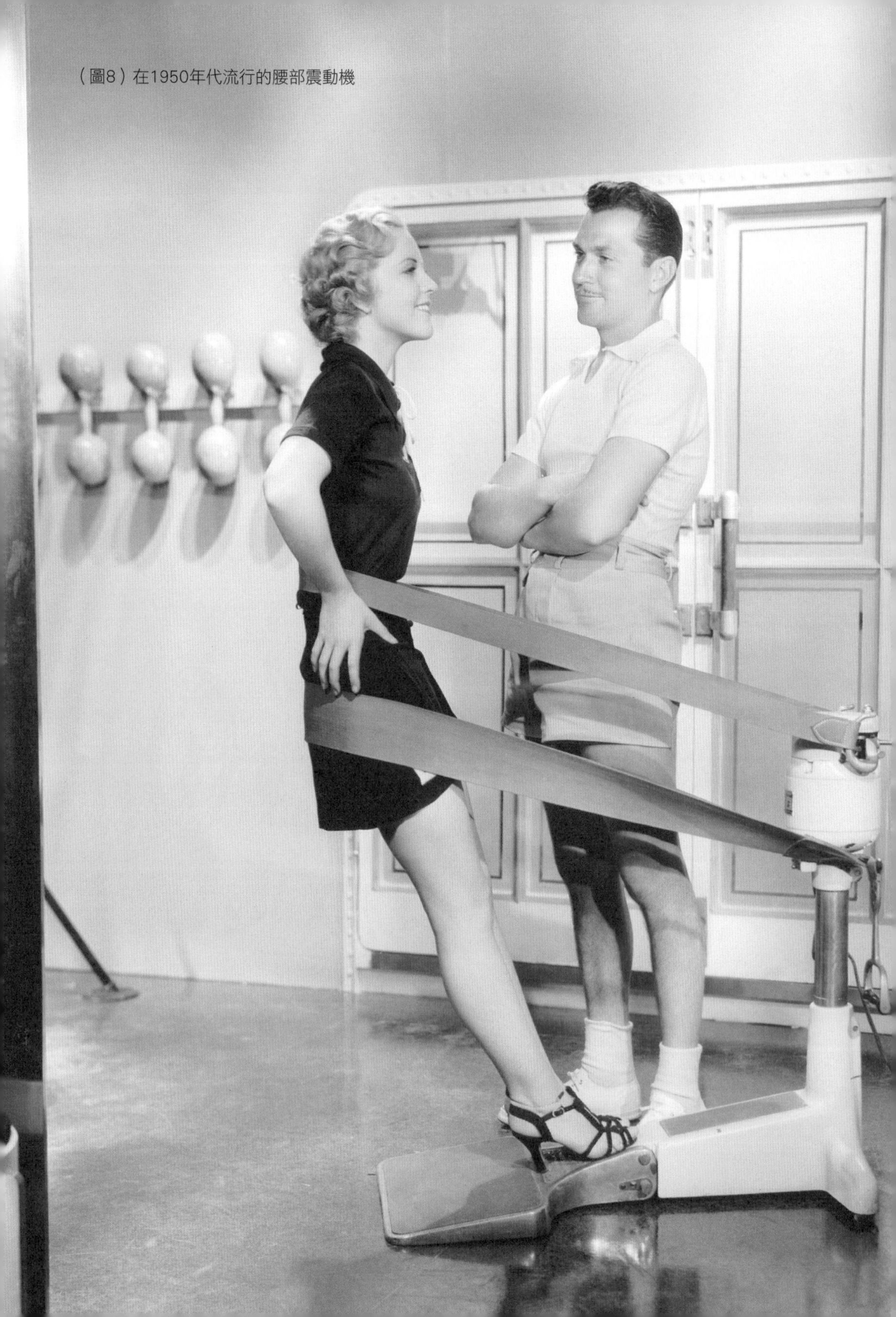

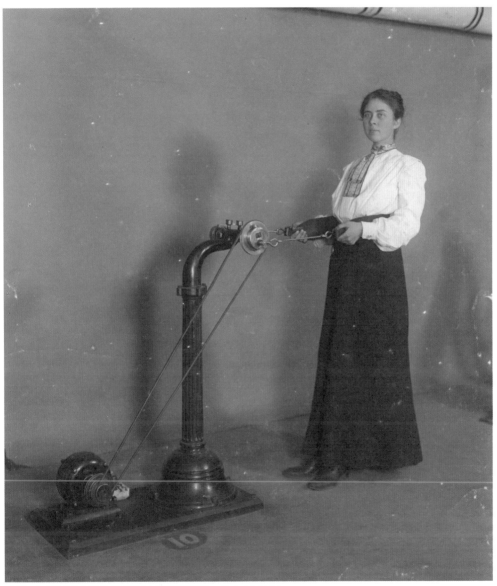

（圖9）美國醫生凱洛格發明的腰部震動機，約在1900年

一般來說，局部震動僅刺激局部的皮膚及小肌肉群，會增加局部的血液循環，所以會有紅熱現象，但效果僅限於身體一小區塊，並沒有全身的效果。現在被醫界肯定而在臨床使用，有神經科與復健科用來止痛的「經皮電刺激」（transcutaneous electronic nerve stimulation簡稱TENS）；以及胸腔內科用來治療慢性阻塞性肺病的「高頻胸壁震動機」（high-frequency chest wall oscillation）（圖10），可以協助胸腔無力的病人吐出痰來。

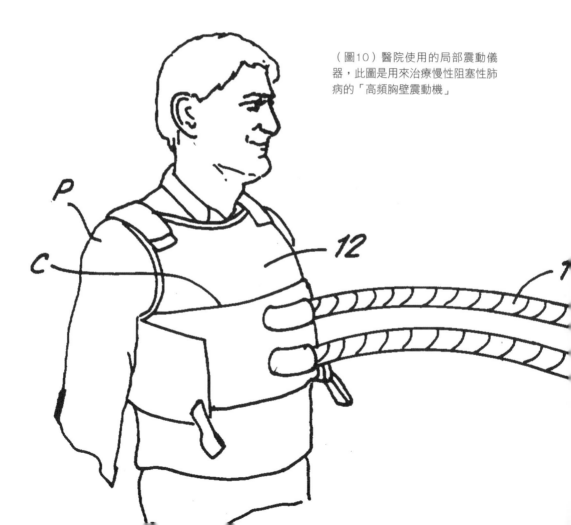

（圖10）醫院使用的局部震動儀器，此圖是用來治療慢性阻塞性肺病的「高頻胸壁震動機」

2.2>>早期的全身被動運動

　　最早發明現代震動機的是美國醫生凱洛格（John Harvey Kellogg，1852-1943），他也是著名的早餐「家樂氏」燕麥片的發明人。在他有名的密西根的戰役溪療養院（Battle Creek）中，他更發明許多創新的復健器材（圖11）。

　　1895年，在他的療養院中，他設計出一種機械「震動椅」（圖12），病人坐在上面可以持續震動；他也設計一種足部按摩器，可以2人或4人同時使用。最近流行的騎馬機，也是他在1900年左右的發明（圖13）。可以稱他為「被動運動之父」，而此「震動椅」用的原理與現代的垂直律動機原理類似，可說是現代律動機的雛型。

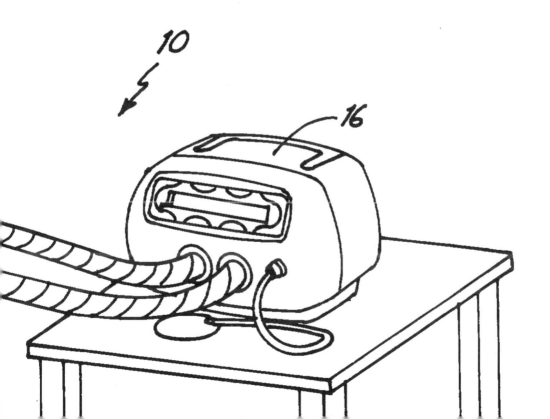

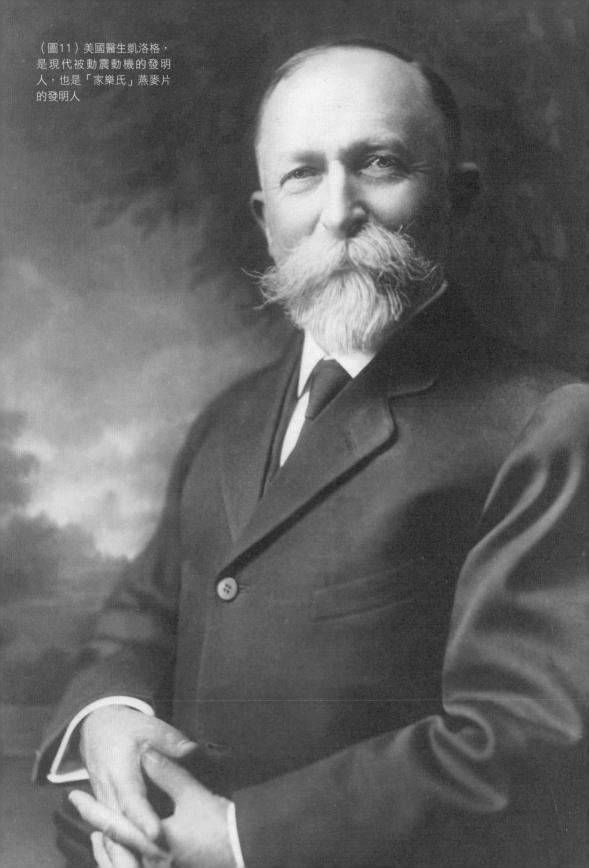

（圖11）美國醫生凱洛格，
是現代被動震動機的發明
人，也是「家樂氏」燕麥片
的發明人

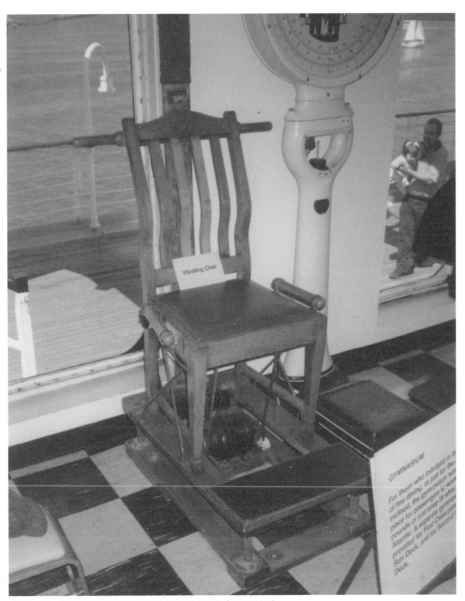

（圖12）美國醫生凱洛格發明的震動治療椅（1895年）

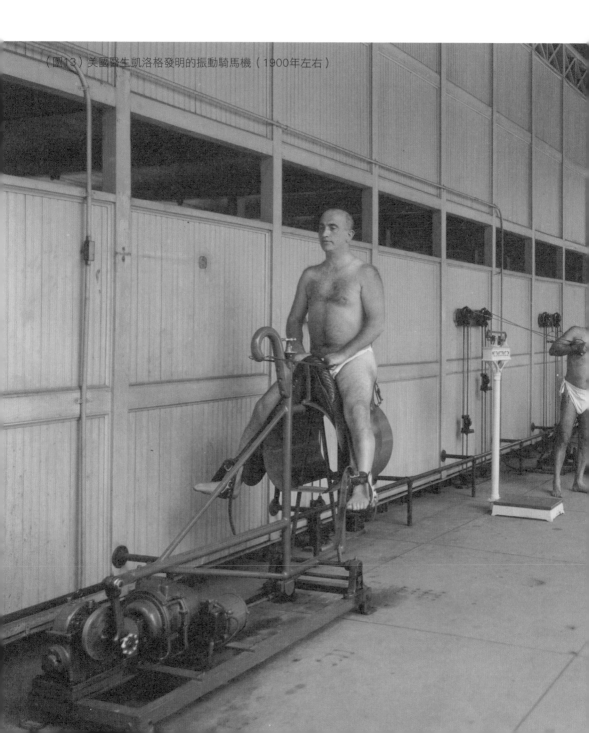

（圖13）美國醫生凱洛格發明的振動騎馬機（1900年左右）

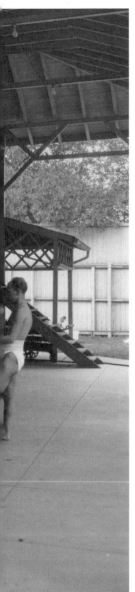

2.3>>治病的全身律動設備

　　在1950年代由於小兒麻痺的猖獗，許多孩童或青少年因感染此病而下肢癱瘓臥床。生理學家威頓（Whendon GD）發現下肢癱瘓之後，這些年輕人的氮與鈣質大量流失，導致肌肉與骨骼的萎縮與退化[88]。由於小兒麻痺急性期時根本無法下床運動，而嚴重的小兒麻痺甚至連呼吸肌肉都受侵犯。所以遠在1949年，他就設計了一張類似現在垂直律動機的機械轉動床，來協助復健這些下癱及呼吸運動困難的小兒麻痺病人。這種轉動床他稱為「快速搖滾床」（rapidrocking bed）（圖14）。研究顯示，這種搖滾床可以協助小兒麻痺患者，增加肌肉量與骨量，提升自行呼吸能力，降低呼吸麻痺死亡。此篇研究刊登在最著名的新英格蘭醫學期刊，成為輿論的焦點，而使得「快速搖滾床」炙手可熱[89]。

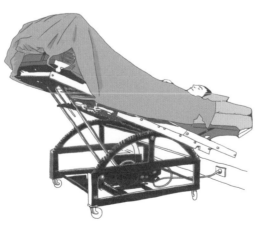

（圖14）生理學家威頓發明的的快速搖滾床是一種全身轉動的設備（1936年）。搖滾床降低心臟壓力：有心臟疾病的人聽説可以使用搖滾床而受益。利用電動機械操作，搖滾床會自動上下調整頭和腳的高度，幫忙血液循環到全身各部位以降輕心臟的過分負荷。上下調整頭和腳的高度，搖滾床幫助血液循環

2.4>>現代的全身垂直律動儀器

現在的全身性垂直運動機器，源自70年代蘇聯與美國競爭太空霸主的地位。蘇聯太空總署發現太空人在外太空待一段時間後，由於太空的零重力，肌肉與骨骼都會產生萎縮退化現象。研究顯示，太空人在無重力狀態下，肌肉開始萎縮無力，而且脊椎、髖骨和股骨的骨質迅速流失，一個月高達1-1.6%（圖15）[134]。此健康問題如果無法解決，太空人便無法在無重力的太空中停留太久。為解決此項問題，蘇聯科學家發明全身垂直律動機來訓練他們的太空人。美國太空人只能停留300天左右，但透過垂直震動的訓練，蘇聯太空人可以停留在太空超過420天以上（蘇聯太空人波力亞科夫Valeri Polyakov接受垂直律動訓練後，創造人類連續停留太空最久記錄，達437天，比美國太空人多137天）。

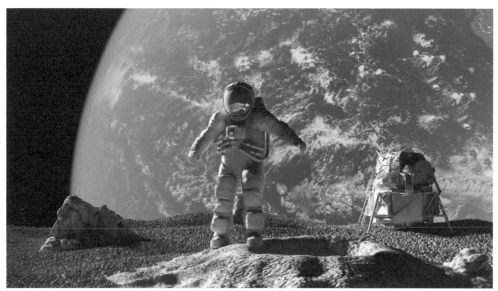

（圖15）太空人在無重力狀態下一個月會流失骨質1-1.6%

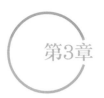

第3章　全身律動的原理

本章導讀

　　全身垂直律動機的原理是透過機械力，產生一種對抗地心引力往上的推力，此推力一停時，站在上面的人會被地心引力往下拉，此時再給他一推力往上，形成一種快速上下來回的衝擊力量。人體主要透過骨頭、肌肉與脊椎來傳導此推力，因此會刺激到全身的骨骼肌肉神經系統。震動太強或不規律會傷害身體，常見於沒有控制的亂震動，如職業的氣鑽工作，會導致神經肌肉血管病變。

　　所以全身垂直律動機必須控制三個變數：方向、時間與強度。律動的強度由頻率與幅度決定，單位是地心引力（簡稱為g）。垂直律動類似跳繩，但是跳繩是主動的，幅度大約15-25公分，速度約每秒1下。而全身垂直律動機的震動通常在1-20赫茲的速度（運動員訓練可達35赫茲以上），所謂1赫茲（Hertz，簡稱Hz）的速度就是每秒鐘1下，所以1赫茲就是每分鐘震動60下，而垂直律動的幅度通常控制在1-10公釐，強度則通常控制在1個地心引力左右（但運動員訓練可達3-4個地心引力）。可見全身垂直律動是一種快速、幅度小、強度與方向都受嚴格控制的震動，因此可以產生健康的助益。

　　全身垂直律動機的原理是透過機械力，產生一種對抗地心引力往上的推力，此推力一停時，站在上面的人會被地心引力往下拉，此時再給他一推力往上，形成一種快速上下來回的衝擊力量。人體主要透過骨頭、肌肉與脊椎來傳導此推力，因此會刺激到全身的骨骼肌肉神經系統。其實與跳繩類似，但是跳繩是主動的，幅度大約15-20公分，速度慢，約每秒1-2.5下。而全身垂直律動機的震動通常在1-20赫茲的速度，也就是每秒1-20下，運動員訓練可達35赫茲以上，所謂1赫茲（Hertz，Hz）的速度單位，代表每秒鐘震動1下，所以如果給予10赫茲，就是每分鐘震動600下，除了運動員或太空員的訓練外，一般的律動機幅度通常只有0.1-1公分左右。

　　此種快速的上下震動，會將機械波平化成一種正弦的波形，所以又稱為正弦震動（sinusoidal vibration）。

　　由於是規律的震動而且會震動全身，所以此種儀器稱為「全身垂直律動儀whole body vertical vibration，WBVV」。

3.1>>亂震動及高頻震動的傷害

　　震動是一種物理波動產生的能量，如果幅度有時大有時小，方向有時向南有時向東，力道有時過大有時太小，那肌肉骨骼神經系統就無法負荷與忍受，這種震動稱為「亂震動」，會傷害人體影響健康。這就好像適當溫度的熱水浴，對身體有好處，但水溫如果太冷或太熱，就會傷害身體一樣。亂震動像飛機在高空遇到亂流一樣，這種無法控制方向與力道的刺激，不只令人不舒服，更是造成職業傷害與運動傷害的原因。

3

　　不受控制的亂震動時，不只產生垂直方向（從腳到頭，垂直軸又叫Z軸）的力量，也會產生身體前後方向的力量（屁股到肚子，橫軸又叫X軸），及身體左右方向的力量（左肩到右肩，斜軸又稱Y軸）（圖16）。不受控制的震動往三個方向的不規則力量會導致身體的傷害。

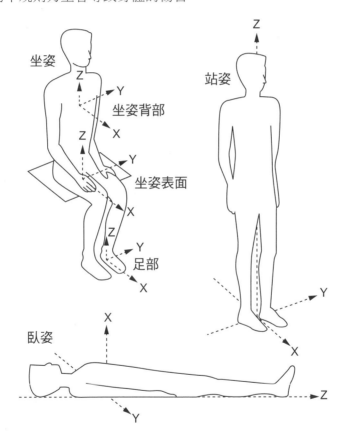

（圖16）震動時在人體傳導有三個力軸方向，X，Y，Z

不受控制的高頻率震動對身體可能造成極大的傷害。有些工人會接觸到各種職業上的震動，如鑽洞電鑽工人、除草工人、鋸木工人、鍛鐵工人、打釘木匠、鎖螺絲工人、不平路面的駕駛及起重機駕駛等等。這些工人用手緊握動力手工具從事工作時，手工具的振動能量，藉由固體介質從振動源傳遞至操作者的手及手臂。由於此種震波，來自不同方向、力量不斷改變及接觸暴露時間過長，長期職業性的震動暴露，容易造成職業性傷害，主要包括有：末梢循環機能障礙、雷諾氏症、白指症、中樞及末梢神經機能障礙、肌肉骨骼障礙等、甚至神經炎、肌肉炎、脊椎疼痛、頭痛、視力與耳蝸等等各種傷害（圖17）。

這些職業接觸的機械，如鑽地，都需要高功率，所以機械的頻率可以達100-500Hz，也就是每分鐘震動6,000-30,000下，震幅也大，

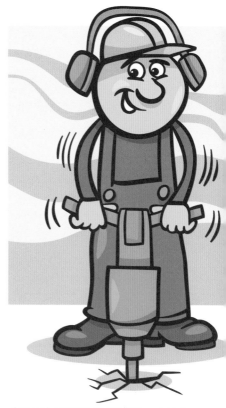

（圖17）亂震動不同於律動，由於力道方向與時間無法控制會導致傷害

因此加速度（強度）可以達到10g，而下面我們要討論治療性的全身律動頻率通常控制在15-20Hz以下，強度則低於1g，所以此種震動又稱為「低頻全身律動」，差別就好像一個在核子反應爐邊工作與一個在醫院照X光一樣，兩者的暴露劑量差別極大。

為區別不受控制的亂震動與控制下健康訓練用的震動，在本書後者通稱為「律動」或「全身律動」。垂直方向的律動則稱為「垂直律動」或「全身垂直律動」；水平方向的律動則稱為「水平律動」或「全身水平律動」。

3.2>>全身垂直律動原理

安全有效的全身垂直律動儀必須具備三個最基本的條件：

第一，必須控制它的方向。垂直律動只要垂直方向的力量，水平律動只要水平方向的力量，其餘方向的力量應該消除。

第二，必須控制它的力量大小。力量大小由兩個因素所決定，一是震動的大小（幅度），另一個是震動的次數（頻率）。幅度是上下震動的距離，一般的律動機從1毫米到1公分；而頻率以赫茲計算，從1-20赫茲都有，1赫茲代表每秒震動1下，也就是1分鐘震動60下。兩者加起來，透過計算會得到一個力量，此力量稱為「重力」，以g表示（g是地心引力大小的單位）。除非是運動員、軍人或太空人的訓練，律動設備的力量多半控制在1g以下的安全範圍。

第三，必須控制律動的時間。震動時間越長，身體吸收的震力就越大。一般律動機都有時間控制開關，控制在20分鐘內。多少時間為適當，則必須看你使用的目的與操作時的力量（g值）而定，一般儀器的操作手冊或面板上都有說明，使用前應該詳細閱讀。

垂直律動的力量，在物理學的專有名詞稱為「重力加速度」g值，有公式可以計算：

$$a = 2A \times (\pi f)^2 / 9800$$

a代表加速度單位是地心引力g；A代表震幅，單位是mm；f代表頻率，單位是Hz，π 是常數=3.14。

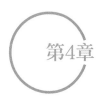 第4章 **律動對於健康的好處**

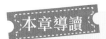 **本章導讀**

垂直律動在預防及治療許多疾病上有諸多好處。二十年來，垂直律動在文獻發表過的研究超過一千多篇。除了證明可以預防骨質疏鬆，增加肌力協調與平衡外，許多無法主動運動的疾病如脊椎損傷、腦中風、腦性麻痺、帕金森氏症等，垂直律動都被證明可以協助其恢復功能。

此外，像肥胖、孩童的生長遲緩及功能性疾病如慢性便祕、纖維肌痛症、慢性疲勞症等等，透過垂直律動的協助都有相當豐碩的成果及研究證明。

在今天，垂直律動已經超越運動的層次，成為醫界一種非藥物、非侵入性的輔助治療方法，此種方法現在被稱為「律動療法」（Vibration Therapy）或「動態運動療法」（Dynamic Motion Therapy）。

4.1>>非藥物的震動療法

垂直律動的發明是蘇聯科學家為長期駐守天上的太空人設計的訓練器具，因為太空中無法運動加上沒有重力，肌肉骨頭會很快退化萎縮。同樣，衰弱的老人及因為神經肌肉骨頭受傷臥床的病人，因為運動障礙，也會導致骨骼肌肉神經系統的退化。這些變化開始由於肌肉韌帶的萎縮無力，會先產生運

動時協調與平衡的問題，因此容易跌倒。而跌倒時，由於骨質鬆脆，很容易就產生所謂的「脆性骨折」（fragile fracture）。脆性骨折通常比年輕健康的骨折嚴重，例如造成「粉碎性骨折」、「多發性骨折」或「複雜性骨折」（圖18）；而且常發生在「負重關節」如脊椎、髖骨；骨折一發生，這些人通常需要長期臥床且康復極不易，因為骨折運動能力更差，骨骼肌肉神經系統更退化，惡性循環的結果是很快就導致臥床依賴、褥瘡、感染與死亡[83]。

　　舉例來說，腦中風的病人癱肢會加速骨質流失，跌倒意外增加，中風一年內的病人，骨折機會比未中風者高7倍，中風後第8年，髖骨骨折的機會仍高23%[81]。

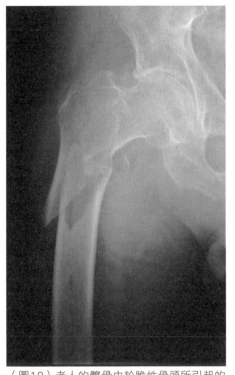

（圖18）老人的髖骨由於脆性骨頭所引起的複雜性骨折

再看帕金森氏症患者，診斷後10年間髖骨骨折的機會是正常人的3倍（27％ v.s. 9％）[82]。對於某些慢性病人如慢性阻塞性肺病與類風濕關節炎，由於需要長期使用類固醇藥品，也會導致藥物性的骨質疏鬆，增加脊椎骨折危險。

　　所以這些人非常需要運動，以增加肌力、骨質密度與平衡協調能力，被動式的全身垂直律動已證明可以幫助這些病人降低脆弱性骨折的機率並提升病人的生活品質[84]。

以下，我將介紹垂直律動在預防及治療許多疾病的許多好處。二十年來，垂直律動在文獻發表過的研究超過千篇（有興趣請上美國國家圖書館Medline，本書參考資料均有附錄參考文獻，有興趣之讀者請參閱）。

垂直律動剛開始是用來訓練太空人、軍人及運動員。運動員經垂直律動後，爆發力、肌力、彈性、耐力及協調力都會有明顯進步。此外，骨質密度也會增加。此結果讓醫生產生非常濃厚的興趣，想瞭解是否可以使用垂直律動來降低老年人及停經婦女骨質疏鬆或跌倒骨折的發生？還有，垂直律動是否可以增加這些人的肌肉力量與平衡協調能力，或增加骨骼的強度？結果非常正面，令許多醫生與專家興奮，因此更多的治療領域被探討與開發。

現在發現許多無法主動運動的患者如脊椎損傷、腦中風、腦性麻痺、帕金森氏症等都被研究可以利用垂直律動機來協助其改善生活品質與復健。此外，新的領域，像肥胖、孩童的生長遲緩及功能性疾病如慢性便祕、纖維肌痛症、慢性疲勞症等等，透過垂直律動的協助都有相當豐碩的成果及研究證明。

在今天，垂直律動已經超越運動的層次，成為醫界一種非藥物、非侵入性的治療方法，此種方法現在被稱為「**律動療法**」（Vibration Therapy）或「**動態運動療法**」（Dynamic Motion Therapy）（圖19）。

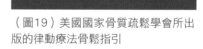

（圖19）美國國家骨質疏鬆學會所出版的律動療法骨鬆指引

4.2>>全身垂直律動的好處

　　由於垂直律動運動已經存在幾十年，所以全身垂直律動的研究及發表文獻數以千計，以下我們宣稱的療效都會附上文獻參考資料以資佐證。現代醫學講究證據，也就是一分證據説一分話，不可誇大或誤導。這是作者在撰寫此書所抱持的科學態度。然而，律動成果涵蓋許多領域，而資料又日新月異，筆者才學疏淺，或有不足遺漏之處，尚祈讀者不吝指正。本書對於律動做過全面完整的文獻回顧與整理，全身垂直律動的好處可以規納為下列25點，我將於本書中逐一介紹。有興趣某一專題的讀者可以直接翻閱相關的章節。

　　1.增加骨質密度，預防骨質疏鬆

　　2.增強關節肌肉運動

　　3.增加肌力平衡與協調

　　4.降低下背疼痛

　　5.降低跌倒

　　6.提升老人生活品質

　　7.改善心臟血管功能

　　8.降低脂肪堆積與肥胖

　　9.治療與預防糖尿病

　　10.幫助青少年骨頭發育與長高

　　11.幫助腦中風病人的復健

　　12.幫助關節炎及骨頭手術後的復原

　　13.改善纖維肌痛

　　14.改善慢性疲勞

15.改善帕金森氏症

16.協助脊髓損傷者的復健

17.協助腦性麻痺者的復健

18.協助多發性硬化症的復健

19.改善慢性阻塞性肺病的功能

20.協助臥床病人復健與改善功能

21.改善慢性便祕

22.改善年輕人運動功能

23.訓練運動員

24.改善身體荷爾蒙

25.訓練動物表現

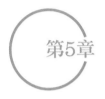

第5章 **律動增加骨質密度
預防骨質疏鬆**

本章導讀

　　骨質疏鬆是一種慢性病，原因是骨頭的結構變薄變脆，慢慢無法承受身體重量與外力撞擊，容易產生疼痛併發骨折。骨質疏鬆及其併發症是現代社會嚴重的健康問題，也是老年人的無形殺手。骨質疏鬆的骨折常導致長期臥床、殘障及其他嚴重的併發症（如肺栓塞、褥瘡、心血管疾病等），甚至死亡。所以預防與治療骨質疏鬆，對於政府、家庭及個人都是非常重要的健康議題。

　　目前用於治療骨質疏鬆症的藥物包括（1）荷爾蒙補充療法、（2）雙磷酸鹽藥物及（3）副甲狀腺製劑。雖然這些藥物可有效的延緩骨質的流失，但也有其它藥物副作用，而且價格昂貴。全身垂直律動是一種有效的骨質疏鬆非侵入性非藥物的治療方法，也可以合併其他藥物治療。

5.1>>骨質疏鬆概論與治療

　　骨質疏鬆是骨頭內骨密度降低及骨樑結構變差的變化；有如老房子的鋼筋變軟及水泥變鬆，無法支撐房屋重量，慢慢垮下來。同樣，人類的骨質疏鬆會導致人體骨頭脆弱，容易骨折、姿態變型。房屋不會因而疼痛，人體卻會因為這些變化而產生持續的壓迫性疼痛，最後更有可能導致失能與殘障。

骨鬆原因很多，常見原因有性荷爾蒙（動情素或睪固酮）降低、運動量不足、維它命D不足、鈣吸收不足、副甲狀腺低下或其他藥物（如長期使用類固醇）所造成。

最常見於老年人、停經後婦女及運動不能的族群如脊椎損傷患者、中風、失智或骨折等臥床患者。正常年輕人少見，但如長期缺乏運動或日曬也可能出現。

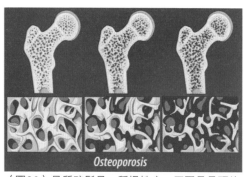

（圖20）骨質疏鬆是一種慢性病，原因是骨頭的結構變薄變脆，慢慢無法承受身體重量與外力撞擊

骨質疏鬆是一種慢性病，發生時間可能長達幾十年，比如說婦女每年流失1-2％骨質，由於骨質在不知不覺中流失，不易察覺，經常要在發生跌倒骨折或疼痛時才發現（圖20）。骨質疏鬆及其併發症是現代社會嚴重的健康與社會問題，也是老年人的無形殺手。

依據美國政府骨質疏鬆基金會統計，2005年，美國骨質疏鬆患者有1千萬人，而危險族群約3千4百萬人；由於骨質疏鬆一年導致200萬次的骨折，增加的醫療費用高達190億美元。更糟糕的是由於人口的老化及老人人口的快速增加，這些數字急遽竄升。估計2025年，會產生300萬次骨折及花費253億。

臺灣的健康統計也發現骨質疏鬆同樣嚴重。骨質疏鬆所引起的骨折，癒合及復原都不容易，所以老年的骨折常導致長期臥床、殘障及其他嚴重的併發症（如肺栓塞、褥瘡、心血管疾病等），甚至死亡。所以預防與治療骨質疏鬆，對於政府、家庭及個人都是非常重要的健康議題。

骨質疏鬆症患者，除了調整飲食及養成運動習慣之外，還要再加上藥物治療才能維持最佳骨本，降低骨折發生的風險。目前用於治療骨質疏鬆症的藥物

包括（1）荷爾蒙補充療法（HRT）、（2）雙磷酸鹽藥物（bisphosphonate）及（3）副甲狀腺製劑。至於補充鈣質，效果並不明確。雖然這些藥物可有效的延緩骨質的流失，但也可能產生一些非預期的副作用。如荷爾蒙補充療法：雖然說適當補充女性雌激素可減少骨質再度流失，有效防治骨質疏鬆症，並可以改善更年期婦女不適症狀。但是在2002年「美國婦女健康提案」（Women's Health Initiative）的研究報告，顯示荷爾蒙補充療法雖然可以減少骨折的發生率約24%，但長期使用超過五年卻可能增加心臟病、腦中風、乳癌及心血管疾病的危險，所以目前已不建議將荷爾蒙補充當成第一線選擇，除非有嚴重骨質疏鬆的危險，且無法使用其他非雌激素藥物者才建議使用，且應儘可能以最低劑量及最短期間使用。

　　其次，常用於治療骨質疏鬆的藥物為「雙磷酸鹽類」，及副甲狀腺製劑。目前雙磷酸鹽類藥物主要有口服及注射兩種劑型，包括：每週服用一次的alendronate（如福善美Fosamax Plus）；注射型雙磷酸鹽藥物則有三個月施打一次的ibandronate（Boniva）及一年注射一針的zoledronic Acid（Aclasta骨力強）。口服雙磷酸鹽類最常見的副作用為噁心、嘔吐及腹部不適、食道刺激等，而靜脈注射雙磷酸鹽類藥物最常見的副作用為發燒、疲倦、咳嗽、腹瀉與肌肉發炎的問題。這些都與細胞激素有關，因為雙磷酸鹽會刺激巨噬細胞的活化，進而釋放出細胞激素。但雙磷酸鹽藥物最引起關注的併發症，主要是急性的腎衰竭以及下顎骨的壞死問題。

　　副甲狀腺可以調解骨骼代謝，增加腎臟及小腸對鈣及磷的再吸收，因此可以促進新骨生成。副甲狀腺製劑如Teriparatide（骨穩Forteo）為針劑，需要每天皮下注射，副作用包括全身疼痛、血壓高、頭痛、鼻炎、咳嗽、噁心等。

　　除了藥物可能的各種不舒服或嚴重副作用外，這些藥物價格十分昂貴。如福善美一顆需要400元，骨力強（Aclasta）一瓶為12,703元，而骨穩

（Forteo）一瓶為15,766元，平均一年藥費都要15,000元左右。

5.2>> 律動訓練增加哺乳動物的骨質密度研究

導讀

正如明尼蘇達州大學教授肯恩所說：「全身律動是先進科學的骨質疏鬆治療方法。」除了小型動物實驗外，還有大型哺乳動物實驗，停經婦女、老人、青年人及孩童的研究，及幹細胞的實驗，也就是說有較完整的醫學研究證據顯示，全身律動有增加骨質密度，改善骨質疏鬆的作用。

本節主要介紹小型哺乳動物老鼠，與大型哺乳動物綿羊的研究報告。低強度震動不僅可以增厚原來的骨樑，而且可以增生新的骨樑，骨樑形態會從脆弱的棍棒形變成成熟而堅強的板塊形，因此可以增加垂直方向的負重。也就是說，透過全身律動可以同時改善哺乳動物骨骼的數量與品質。

肯恩（Robert L. Kane）是美國明尼蘇達州大學公共衛生學院教授，他的團隊在整理回顧垂直律動與骨質疏鬆文獻後，2011年在美國內科學會期刊發表了一篇文章，題目是「**全身律動是先進科學的骨質疏鬆治療方法**」whole-body vibration therapy for osteoporosis: state of the science[11]。

提升骨質密度，改善骨質疏鬆的律動治療已有許多的醫學研究報告。比起現在使用的藥物女性荷爾蒙、雙磷酸鹽或副甲狀腺製劑類，不僅更便宜，沒有藥物的副作用，而且有許多附加的價值，比如增加肌肉關節平衡協調及降低跌倒危險等等。對於無法運動或失能者，更是唯一骨質疏鬆的非藥物治療方法。以下我將從三方面來探討律動增加骨質密度及減少骨質疏鬆的科學研究成果。

一. 動物實驗顯示律動可以增加骨質密度

二. 律動可以使停經婦女的骨質密度明顯增加

三. 律動可以增加孩童與青年人的骨質密度

5.2.1　動物律動骨質密度實驗：老鼠實驗

雖然垂直律動不像新藥，有機會毒害人體，但嚴謹的科學家還是先以小型哺乳類老鼠做研究。紐約大學石溪分校的謝（Xie L）讓老鼠每天接受全身垂直律動15分鐘持續3週，與同年齡對照組比較，在小腿脛骨的骨幹及骨端的海綿骨，破骨活性可以降低33％及31％（**作者註：骨頭外圈硬實處稱為皮質骨，裡面鬆軟處則稱為海綿骨**）。相反的，在脛骨骨幹內，皮質部骨質生成速度則增加到30％[1]。

再看另一研究，用8週大青春期的老鼠做實驗，讓老鼠接受每天0.3g全身垂直律動15分鐘，持續6週後，與同年齡沒有接受律動的對照組老鼠比較，在小腿脛骨近端骨幹的海綿骨的骨礦物質表面增加75％（$p < 0.05$），而且破骨活動沒有改變。在脛骨骨幹的海綿骨體積增加14％，而且骨膜區、骨髓區、骨皮質區及此區域的慣性距上都明顯增強（+29％，$p < 0.05$）。另外發現比目魚肌橫切面及第一型和第二型纖維都增加29％（$p < 0.05$），表示全身垂直律動對於老鼠不僅可以增加骨質密度與強度，而且也可以增強肌肉的強度[2]。

高頻率全身律動可以刺激骨質生成，此效果似乎限制在負重的部位。使用老鼠接受小劑量震動0.3g或0.6g，每天10分鐘，以左腳做實驗組，以右腳當對照組。3週後，0.3g組，左脛骨骨骺處的骨小樑的形成速度及礦物質合成比率，比起對照組的右脛骨多出88％及64％（$p < 0.05$），0.6g組則增加66％及22％（$p < 0.05$）[3]。

　　類似的老鼠律動實驗已發表的還不少，結果都差不多，顯示短暫持續的垂直律動訓練，對於老鼠有增加骨質密度的效果。

5.2.2　動物骨質密度實驗：大型哺乳動物的律動

　　由於老鼠與人還是差別很大，所以做過小型像老鼠的實驗後，科學家就尋找大型哺乳動物來做律動研究，有經濟價值的家畜如羊、馬、牛都有人做過。我們來看看紐約大學石溪分校生物工程學系的羅賓（Clinton Rubin）使用綿羊的研究。綿羊可不會乖乖站在律動台上讓你試驗，所以要先將綿羊固定住（如圖21），後腳給予0.3g，每天20分鐘的垂直律動，時間長達一年，再將綿羊解剖，並利用微電腦斷層來比較遠端股骨頭的密度。

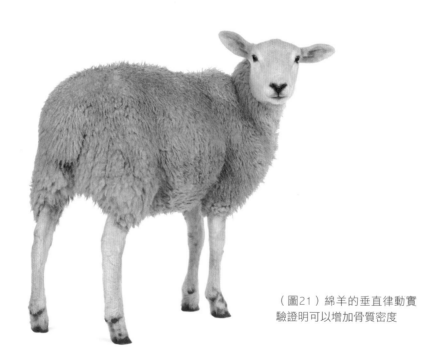

（圖21）綿羊的垂直律動實驗證明可以增加骨質密度

　　結果羅賓發現，與未接受律動的綿羊比較，律動組綿羊的骨頭礦物質含量增加10.6％（$p < 0.05$），而骨小樑數目增加8.3％（$p < 0.01$），「骨小樑模式因子」降低24.2％（$p < 0.03$）。此外，垂直方向的硬度與強度各增加12.1％及26.7％（$p < 0.05$），而且海綿骨的空隙減少11.3％（$p < 0.01$）[4]。（作者註：由於骨頭是立體節形狀，骨小樑的立體結構與骨質量的多寡一樣重要。「骨小樑模式因子TBPf」為測試骨頭的立體結構強度的工具，作法上是利用3D顯微鏡，測量骨小樑的凹凸面積後計算出來的。）

　　整理羅賓的綿羊律動實驗結果如下：

　　1.低強度震動不僅可以增厚原來的骨樑，而且可以增生新的骨樑。

　　2.骨小樑模式因子降低，表示骨樑形態從脆弱的棍棒形變成成熟而堅強的板塊形（圖22）。

　　3.垂直方向的硬度與強度增加，表示改變主要發生在負重的平面上。

　　以上的改變顯示，低強度律動可以同時改善大型哺乳動物綿羊骨骼的數量與品質。

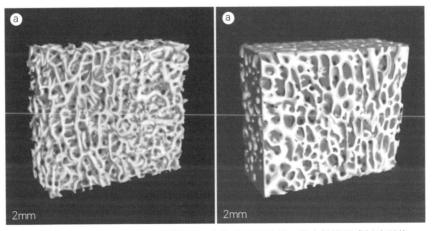

（圖22）骨質3D圖，左為律動訓練前，右為律動訓練後，骨小樑變厚成板塊形狀

5.3>>律動增加停經婦女的骨質密度實驗

導讀

動物與人的骨頭內都含有兩種互相對抗的細胞，增加骨頭的叫「造骨細胞」，破壞骨頭的叫「破骨細胞」。婦女停經後，原來可以壓抑「破骨細胞」作用的女性動情素突然急遽降低，因此進入更年期後，除了有潮紅、心悸等不適外，還很容易造成骨質疏鬆。對於相當於停經的被摘除兩側卵巢的雌性老鼠，給予律動後，發現骨頭有明顯進步：骨頭強度增加33%，骨頭聯結力增加35%，骨小樑面積增加24%，海綿骨寬度增加9%，礦物質含量增加8%。

人體研究則顯示髖骨密度增加0.93%，股骨頸的密度增加4.3%，脊椎密度則沒有差異，同時靜態與動態肌力及平衡力都有進步。德國史坦吉醫生的大規模「黑蘭金律動長期追蹤研究」，則顯示腰椎骨密度有增加2.1%，並且強化了雙腳的肌力，降低跌倒次數。

婦女一停經相當於保護骨頭的衛兵撤哨，骨質就會加速疏鬆惡化，所以停經是婦女骨質疏鬆最嚴重的殺手，原因是因為女性動情素可以抑制破骨細胞的作用（作者註：骨頭中有兩種細胞，形成骨頭的稱為「造骨細胞」，吞蝕骨頭的稱為「破骨細胞」）。

李奇思（B Lawrence Riggs）是美國梅約診所的醫生，他追蹤139位婦女3-4年，年齡從青年期到老人都有，20-88歲，固定時間測量她們的骨質密度。周邊骨頭（如四肢骨頭）在停經前並沒改變，但停經後每年即以1%的速度流失，而垂直軸骨頭，如承受重量的脊椎骨，在停經前即以每年1.3%的速度流失，在停經後則為1.0%，表示女性在停經之前即有明顯骨質的流失 [15]。

　　兩側卵巢切除的手術後停經也會像自然停經一樣，卵巢功能消失，女性動情素減少，無法再抑制破骨細胞作用，除了潮紅、心悸等更年期症候外，也容易造成骨質疏鬆。

5.3.1　停經老鼠的律動實驗

　　由於停經婦女是骨質疏鬆最嚴重的族群，所以許多的醫學研究都在尋找辦法來提升這些人的骨質密度，降低骨折的危險。垂直律動是便宜而且沒有傷害性的物理治療，研究也證實律動可以改善婦女停經後的骨質疏鬆。

　　科學家還是要從老鼠實驗開始，先從相當於停經的被摘除兩側卵巢後的雌性老鼠實驗。德國喬治奧古斯特大學（Georg-August）的提茲瓦（Tezval M）找了60隻3個月大的雌鼠，一半接受卵巢摘除手術，另一半接受假手術（註：**假手術就是指劃開腹部，但沒有動手術即再縫合，目的是使兩組除了摘除卵巢外，其餘程序都一樣，以降低混淆因素**）。每組老鼠再分成兩小組，每組15隻。實驗組接受3.9g垂直律動35天，每天2次，每次15分鐘；另一對照組未接受垂直律動。時間為35天，35天後殺死老鼠並取出髖骨做檢查，實驗結果明顯有利於律動組[5]。

　　採取施壓測驗來比較骨頭強度：卵巢摘除組接受律動者強度增加33％，假手術組增加9％（$p < 0.05$）。

　　1.比較骨頭聯結力：卵巢摘除組接受律動增加35％，假手術組增加7％（$p < 0.05$）。

　　2.比較海綿骨面積：卵巢摘除組接受律動增加24％，假手術組增加14％（$p < 0.05$）。

　　3.比較海綿骨寬度：卵巢摘除組接受律動增加9％，假手術組增加8％（$p < 0.05$）。

4.比較礦物質含量（註：先將骨頭燒成灰後測量）：卵巢摘除組接受律動增加8％，假手術組增加1％（p＜0.05）。

從以上實驗可以知道，律動對於老鼠的骨頭密度、強度及黏度都有助益；但對於卵巢切除後女性荷爾蒙低下的雌鼠幫助就更大。

現在，科學家已經瞭解律動治療對於小型或大型哺乳動物都有效果，但對於人類呢？人類畢竟不同於牛馬羊鼠，接受律動治療，真的可以提高骨質密度，改善骨質疏鬆嗎？要解答這個問題，那就要找人來做實驗了。

5.3.2 停經婦女的律動實驗

從老鼠或綿羊的實驗，骨質量增加都可以提升到30％以上，然而以人類停經婦女的律動實驗成果似乎沒有那麼顯著。惠許（Verschueren）是比利時天主教魯汶大學教授，他募集70位停經婦女。分成三組，律動組、阻力訓練組與對照組。經過6個月，律動組接受每週三次2.28-5.09g的律動訓練，髖骨密度有統計意義的增加0.93％，而靜態與動態肌力各增加15％與16％，阻力訓練一組，則與對照組相比，並無差異[6]。

古西（Gusi N）是西班牙艾斯馬度華大學（Extremadura）研究員，他研究一群停經後婦女，律動組接受每週三次，12.6Hz，每次六回1分鐘（中間休息1分鐘）之垂直律動。另外一組為走路組，每週三次，一次走55分鐘加上5分鐘伸展運動。8個月後用「雙能量X光吸光測定儀」（註：一種專門測量骨質密度的X光，比超音波準確而且敏感）。與走路組比較，顯示**髖骨的密度增加4.3%**（p=0.011），但脊椎密度沒有差異。比較平衡力，律動組比起走路組增加29％[7]。

此種實驗不少，有的有結果，有的沒有差異，那我們要相信誰的研究呢？這是科學研究的現象，不僅律動研究如此，其他各種醫學研究也都多半如此，所以科學家發展出一套方法來整合所有的研究。此種將過去的研究整合統計，我們稱為整合研究（Meta-analysis）。2010年西班牙的史拉特果夫（Slatkovska L）將所有垂直律動與骨質密度的研究整合系統性的調查研究[8]（圖23）。

結果顯示：垂直律動確實可以增加停經婦女髖骨的骨質密度（增加15mg/cm2），但似乎不增加脊椎的骨質密度。有趣的是，此研究發現垂直律動卻可以增加孩童與青少年的脊椎密度（6.2mg/cm3）及脛骨密度（14.2mg/cm3），但對於青年及成年人則沒有差異[8]。關於律動與孩童的骨頭發育研究，請參閱第12章律動改善青少年骨頭發育與長高。

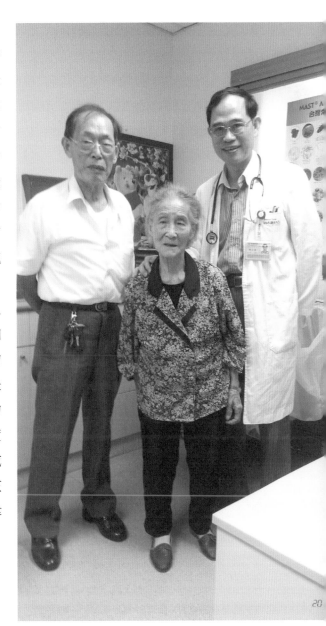

（圖23）停經後婦女的骨質疏鬆
經過垂直律動可得到改善

5.3.3 黑蘭金律動長期追蹤研究ELVIS-1 & ELVIS-2

對於停經婦女的骨密研究，以德國的史坦吉醫生（von Stenge）的規模最大，他長期追蹤德國紐倫堡市黑蘭金區（Erlangen）停經婦女的骨質情況，所以他的研究稱為「黑蘭金律動長期追蹤研究」（Erlanger Longitudinal Vibration Study，ELVIS），以下是他的律動長期追蹤一號實驗（ELVIS-1）。

他搜集151位停經後婦女（平均年齡為68.5歲），隨機分成三組：（1）傳統訓練組；（2）律動加傳統訓練組；及（3）對照組。傳統訓練組的受試者在律動板上（但不律動）進行每次20分鐘的健美操、5分鐘的平衡練習、20分鐘功能鍛鍊及15分鐘動態腿部力量訓練，每週兩次。律動加傳統訓練組進行相同的訓練，但在腿部強化練習時採用垂直律動訓練。

追蹤18個月後，結果發現**兩組訓練組的腰椎骨密度都有增加**（傳統訓練增加+1.5%；律動加傳統訓練組增加+2.1%），兩組髖關節骨密度無變化。與對照組相比，律動加傳統訓練組跌倒頻率顯著減小（0.7次跌倒/人），而傳統訓練組與對照組的差異無統計學意義。可見多功能訓練對腰部骨密度的提高有積極的作用，加上律動訓練可以顯著降低跌倒次數[9]。

接著史坦吉醫生又發表震動長期追蹤二號（ELVIS-2）實驗成果，此次他試驗不同的震動機器——垂直型律師動訓練與滾動型律動訓練對於停經婦女的骨密影響。此研究有108位停經婦女（年齡65.8±3.5歲），共分成三組：第一組：滾動律動訓練採每週三次每次15分鐘，第二組：垂直律動訓練每週三次每次15分鐘；第三組：對照組。訓練一年後，採用雙能吸收放射測量儀分析骨質密度。

結果，在震動訓練，兩組腰椎的骨質密度都有增加（滾動律動+0.7%，垂直律動+0.5%，但兩組沒有統計差異），比起對照組有統計意義增加（對

照組反而少0.4％）。對於股骨頸骨質密度，比較對照組（-0.0％），震動組也有增加（滾動律動+0.3％，垂直律動+1.1％）。在兩腳最大肌力上，比較對照組（+6％，p=0.001），兩律動組都有明顯增強（滾動律動+27％，垂直律動+24％）。

　　所以，史坦吉的結論是震動訓練確實可以改善停經婦女的骨質疏鬆，增加腰椎與股骨的骨質密度，並且強化雙腳的肌力[14]。

5.4>>律動增加孩童與青年人的骨質密度

導讀

　　律動不僅可以增加停經婦女的骨質密度，也可以增加孩童與青年人的骨質密度，研究顯示可以增加股骨頸密度2.7％，增加近脛骨端骨質密度17.7％，增加脊椎骨質密度6.72mg/ml。對於有低骨量的年輕人效果也很好，脊椎骨質增加2.1％、股骨中段皮質骨質增加3.4％-6.2％。可見垂直律動如果持續，即使每次時間短暫，對於年輕人仍可以促進骨頭發育，也是預防未來骨質疏鬆的有效方法。

　　除了停經婦女，律動也可以增加男性老人、孩童與青年人的骨質密度。恩善華（Ezenwa B）是美國威斯康辛大學研究員，他以老年男性做律動實驗，發現脊椎1-4節、髖骨、股骨頸、肱骨及上臂骨都明顯骨質增加[177]。

　　英國羅浮堡大學（Loughborough）的柯立（Corrie H）以61位平均80歲老人，男性24位，女性37位，進行十二週的垂直律動訓練，並以骨頭形成的生化指標P1NP與骨頭吸收的生化指標CTX，來衡量骨密度的改變。他發現律動組與對照組比，骨頭形成的生化指標P1NP增加17.5％（p =0.057），而在

骨頭吸收的生化指標CTX並沒有差異，而且二者沒有性別的差異。此研究指出全身垂直律動增加骨質密度是透過增加骨頭新生機轉而沒有影響到骨頭再吸收機轉。另外也證明律動對於男性老人也像停經婦女一樣，可以改善骨質疏鬆[178]。

澳洲CQ大學研究員哈姆弗瑞（Humphries B）募集51位健康年輕婦女，平均21歲，做實驗。將她們分成三組：全身律動組、全身律動加阻力訓練及對照組，研究時間為16週，目標在檢查骨質密度是否有差別。最後的結果是律動組的股骨頸密度增加2.7%，律動加阻力訓練組的股骨頸密度增加1.9%，且脊椎密度增加0.98%[10]。

瓦特（Ward K）是英國曼徹斯特大學研究員，他研究20位平均9歲（4-19歲）的小孩，每天上律動機震動10分鐘，每週5次，強度0.3g，經過半年律動後，分析骨質密度的改變情況。結果發現律動組近脛骨端骨質密度增加6.27mg/ml（+6.3%）；而對照組同時卻減少-9.45mg/ml（-11.9%）。所以增加骨質的淨效果等於兩者加成，達到+15.72mg/ml（17.7%；p=0.003）。在脊椎上與對照組比較，骨質密度增加6.72mg/ml（p=0.14），骨幹與肌肉則沒有顯示差異，**這是第一篇孩童律動的隨機控制研究，證實全身律動可以提升孩童骨頭密度**[124]（圖24）。

美國南加州大學的基山士（Gilsanz VA），關於律動治療對低骨量的年輕人是否有效果感到興趣，他找來48位年齡在15-20歲，有低骨量及曾有一次以上骨折的女性來做實驗，每天做10分鐘強度0.3g的律動，時間為12個月。結果他發現：脊椎骨質增加2.1%（p=0.025）及股骨中段皮質骨質部分增加3.4%（p＜0.001）。特別的是，他發現此成果與這些受試者的「遵從性」有關。他將實驗組再分成兩組，一組是依照規定持續每天至少做律動2分鐘以上，與不遵從者比較，有遵從者脊椎骨質增加3.9%（p=0.007），股骨中段皮質骨增加

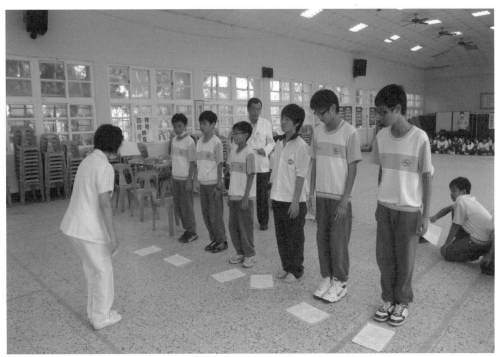

（圖24）全身律動證實可以提升孩童骨頭密度

2.9％（P=0.009），而且脊椎肌肉增加7.2％（p=0.001）。**可見垂直律動如果持續，即使時間短暫，對於年輕人還是可以促進骨頭發育，並且是預防未來骨質疏鬆的有效方法**[125]。

　　在美國洛杉磯兒童醫院的披土庫奇（Pitukcheewanont P），找來有低骨量平均10歲的孩童來作實驗，以瞭解律動的效果。經過8週每天30分鐘，每週3次，強度0.3g的垂直律動後，他發現脊椎骨與股骨的骨小樑增加6.2％，皮質骨增加2.1％，而肌肉質量增加6.1％。另外，代表增加骨質的「血液骨性鹼性磷酸酶」（bone-specific alkaline phosphatase）也增加16.6％。**可見全身律動可以明顯增加低骨量孩童的骨質與肌肉量**[126]。

5.5>>為什麼律動效果人類不如老鼠或牛羊？

導讀

在老鼠及綿羊的研究，律動訓練可以增加骨質達30％或更高。但為什麼對於停經婦女或青少年，卻只能增加骨頭密度1-5％？從研究的動物與設計討論，有兩個可能原因：

第一原因就是正常情況婦女骨質原來是每年減少1.5-5％，但透過律動可以增加1-5％，實際上就是增加2.5-10％。

第二個原因是因為人類與動物的壽命不同。現在的人類研究時間都只有6個月到1年半，因為時間不夠長，效果可能無法完全展現出來。

有些細心的讀者，可能會問為什麼在老鼠及綿羊的研究，律動訓練可以增加骨質達30％或更高，但對於停經婦女，卻只能增加1-5％？從研究的動物與設計討論，有兩個原因可以解釋此種差異。

第一就是婦女在30歲以後，骨質就以每年0.7％的速度減少，到停經後骨質更會加速流失。骨小樑以每年5％減少；而全身骨量每年減少1.5％。可見在沒有人為介入或治療的情況下，正常情況婦女骨質應該是每年下掉1.5-5％。透過律動可以增加1-5％，其實表示律動實際就是增加停經婦女2.5-10％的骨量。

第二個原因則是動物的壽命不同。老鼠壽命只有2-3歲，綿羊10-11歲，而人類卻是70-80歲。如果老鼠研究35天，綿羊研究1年可以看到30％的骨質增加成果，比例上，人類則至少要研究6-7年。現在已發表的人類研究報告時間都只有6個月到1年半，因為時間不夠長，效果可能還無法完全展現出來，時間如果延長，效果會更好。此部份有證據，德國史坦吉的研究顯示律動12個月時，脊椎骨密僅增加0.5％-0.7％，但如果延長到18個月，則會增加1.5％-2.1％[9]。

可見現在的人類律動研究成果不像老鼠或綿羊明顯，極有可能是因為研究的時間不夠長。

　　總結以上律動對於骨質密度的研究，**全身垂直律動的確可以增加骨質密度，降低骨質疏鬆及骨折的危險。**至於為什麼透過全身垂直律動就可以增加骨質密度呢？原來它的祕密存在於我們骨頭中原始可以分化成新骨的幹細胞，稱為「間葉系幹細胞」，透過全身垂直律動後，可以被刺激分化成新骨。此部份研究也有許多，由於此部份牽涉到全身律動的原理，我把它放在律動原理一章中詳述，有興趣的讀者可先參閱第24章。

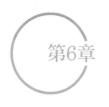

第6章 **律動增加肌力平衡
與協調**

本章導讀

全身垂直律動的目的透過被動運動，改善無法運動者的運動功能。前一章我們敍述全身垂直律動可以增加人類的骨質密度，但即使增加骨頭的硬度，並不表示這些人就可自由輕鬆的活動。因為肢體的行動需要肌肉有力量，抗衡的肌肉群要能互相協調，而且身體的平衡感要能正常協調，平衡感是包括視覺、聽覺、本體覺等許多神經系統整合協調的功能。另外，還需要關節的正常運作及神經的指揮運作，簡單來說就是需要神經、肌肉、骨頭與關節都健全與協調。

這是一個複雜的整合系統，任何一個環節失常都會導致運動不能。本章將介紹許多研究，顯示全身垂直律動可以增加肌肉質量，增加靜態與動態肌力，強化膝關節伸展肌肉的力量，增加肌肉最大力量、爆發力、彈跳力及身體最大彎力（柔軟度）。此外，律動可以與其他運動互補，增加其他運動的效果。

6.1>>肌肉運動與協調控制

想像一位年輕人因為打球或走路，扭傷他的小腿肌肉，小腿一動就痛，所以不敢出力，因此需要同伴扶持或拐杖協助才能走路。請問，他走路有困難是

因為骨質疏鬆還是因為肌肉問題？這問題很容易回答。我如此問的理由是因為許多人誤以為老人的行動障礙，都是因為骨質疏鬆的關係，這是常見的錯誤認知。人類要能自由自在的行動，精確的說，需要神經、肌肉、骨頭與關節四者都健全而能互相協調（圖25）。神經部份我們在後面章節解釋，本章我們先來看看律動對於肌肉關節有沒有幫助。

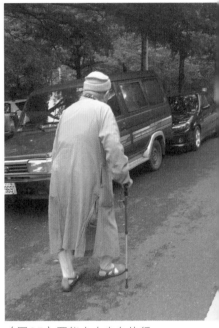

（圖25）要能自由自在的行動，需要神經、肌肉、骨頭與關節都健全協調

人體的肌肉可以分為（1）分佈在肢體，可以隨意控制運動的「骨骼肌」，與（2）分佈在內臟器官，不受隨意控制的「平滑肌」。人體的「骨骼肌」共有642塊肌肉，肌肉通常是一對，互相拮抗平衡。如手臂的二頭肌與三頭肌互相協調對抗，二頭肌收縮則三頭肌放鬆。

但複雜的運動，如走路，則牽涉到許多組的肌肉。這些肌肉組需要彼此互相協調配合才能順利動作。除了協調配合的肌肉族群，肌肉本身也需要健康有力，否則即使協調配合很完美，但肌肉無力，則無法產生足夠的力量以對抗地心引力，仍然會行動困難。

研究顯示，人類站立時需要的肢體力量等於個人的體重重量，走路時則為2-3倍體重，跑步或上樓梯則需要6-8倍體重的力量。也就是說，60公斤的人，走路時需要支撐120-180公斤的身體力量，而爬樓梯更需要支撐360-480公斤的力量。這就是為什麼人老，會先從無法上下樓梯開始。也可見肥胖者下肢需承受極大重量，下肢的髖與膝關節容易退化而無法跑步或上下樓梯。

但即使肌肉組群可以互相配合，而且肌肉有力量，仍然不足以順利運動。因為人的運動還需要平衡系統，而平衡的系統，不僅靠肌肉骨骼系統，還牽涉到中樞神經，包括眼睛的視覺、內耳耳蝸的平衡覺、大腦的本體覺及小腦的運動整合能力（圖26）。

所以，要提升老人或失能者的運動能力，不能僅看肌力是否提升，還要看是否能夠增加身體的協調與平衡能力。如果平衡能力不夠精密，就很容易跌倒。老人由於骨質疏鬆，跌倒常造成嚴重的骨折與臥床，所以增加老人的協調與平衡能力是現代醫學努力的目標之一。

當然，最好的方法是讓老人或失能者主動且持續的運動，像走路、跑步、打球、游泳等。當這些人受限制無法運動時，這時最好的選擇就是被動性的運動。全身垂直律動可以幫忙達到此目的。以下我要介紹垂直律動如何幫助身體的肌肉力量與協調能力。

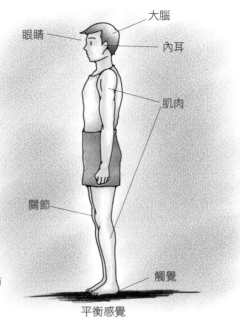

大腦

眼睛

內耳

肌肉

關節

觸覺

平衡感覺

（圖26）平衡是眼、耳、腦、本體覺、觸覺及肌肉骨頭關節的整合協調功能

6.2>>律動增加肌力、爆發力及肌肉質量

老人除骨質逐漸疏鬆外，也常伴隨著肌肉的萎縮，嚴重肌肉不足者是一種病，稱為「肌少症」（sarcopenia），通常還加上周邊神經的退化，所以常導致行動上的困難與障礙。律動可以在不吃藥物及不須主動運動的情況下，改善這種狀況，沒有藥物副作用也不會產生運動傷害，對於老年人或無法運動者特別有用。

澳洲科技大學的力思（Sven Rees）以43位健康老人（66-85歲）做實驗，每週以垂直律動機訓練3次（5-8mm，5-8分鐘）。他發現（1）坐站測驗，增加12.4％；（2）5公尺快走時間，增加3.0％；（3）膝蓋伸展力量，增加8.1％，都達到統計學的差異意義。力思在研究上分三組，純運動組在此三項測驗也有進步，分別是10.2％、3.7％與7.2％。可見被動的律動與一般運動，在改進老人的運動功能上不分軒輊，甚至更好[16]。

比利時天主教魯汶大學的柏給特（An Bogaerts）等人研究97位平均68歲老人，分成三組，實驗組是垂直律動組，對照組有兩組：運動組及沒運動組，採用嚴格的隨機對照實驗，時間長達一年。結果發現與沒運動對照組比較：（1）等長肌肉力量，增加9.8％；（2）肌肉爆發力增加10.9％；（3）肌肉質量增加3.8％。至於運動組與沒運動對照組比較，三個項目各增加13.1％、9.8％及3.8％，律動組與運動組可說是平分秋色，不分軒輊[18]。

6.3>>增加靜態與動態肌力及膝關節伸展肌肉的力量

比利時天主教魯汶大學的威許（Verschueren）以70位，年齡58-74歲的停經婦女，分成三組，律動訓練組、阻力訓練組及對照組。律動訓練組，每週三次2.28-5.09g律動訓練，共6個月，靜態與動態肌力各增加15%與16%。但阻力訓練組與對照組相比並無差異，可見垂直律動可以增加停經婦女骨的肌肉力量[6]。

羅蘭（Roelants）與威許是同事，同在比利時天主教魯汶大學研究，他發現24週的垂直律動可以增加老人的「膝關節伸展肌肉靜態與動態力量」達15.0%，此成果與做辛苦的阻力訓練組近似（+18.4%）。在「下蹲垂直跳」測驗上，兩組都進步很多，但垂直律動組表現得更好，增加19.4%，勝過阻力訓練組的12.9%。這些表現都是在實驗第十二週後才出現[20]。

幸虧有羅蘭的細心注意，**我們才發現做律動的訓練期間需要夠長，像這些改善膝關節伸力量與跳躍力都需要12週以上才可發現差異**，這可以解釋為什麼有些研究做不出結果，也提醒律動的指導教練或購買儀器在家自行練習者，**訓練的時間長短非常重要，至少要12週以上。**

6.4>>律動增加肌肉最大力量及身體最大彎力

德國的亞歷山大大學（Friedrich-Alexande）的柯拉倫（Klarner A）的律動實驗，是針對停經老年婦女而做，108位平均66歲，分三組（1）垂直律動組；（2）滾式律動組；（3）對照組。律動兩組都接受每週3次一次15分鐘，研究時間為一年。與一年前未實驗前比較，結果分析發現（1）「肌肉最大力量」：垂直律動組增加24.4%，滾式律動增加26.6%，而對照組只增加6.2%

（p ＜ 0.001）；（2）「身體最大彎力」：垂直律動組增加12.2％，滾式律動增加11.5％，而對照組反降低5.5％（p=0.01）；（3）大關節的疼痛強度在兩個律動組都明顯降低（p ＜ 0.05）。至於兩種律動方式，效果差不多，並沒有差異。所以作者結論為：律動可以代替傳統的運動，有助於增加肌肉最大力量、身體彎力及降低疼痛[19]。

　　長庚醫院是臺灣最好的醫學中心之一，他們找了一群平均84歲的老人，給予六週，每週僅僅三次，每次10-15分鐘的全身垂直律動訓練，再測量他們的（1）走6分鐘的距離長短（2）起來走3公尺遠，再走回坐下的時間（3）30秒椅子站起來的次數。這些靜態與動態運動的指標與對照組比較，都有統計意義的進步。

6.5>>律動可以與其他運動互補

　　葡萄牙愛弗洛大學（Evora）的雷沐多研究員（Raimundo AM）將垂直律動組與走路運動組比較，律動組每週三次，每次做1分鐘休息1分鐘，共6次，頻率12.6Hz，振幅3mm，走路運動組每週三次，每次1小時走路。8個月後結果發現，走路運動組比律動組在走「4公尺測驗」的時間降低20％（p=0.006），在「椅子上起坐時間」減少12％（p=0.002）。而「垂直跳躍」在律動組的進步，比走路組更好，增加7％（p=0.025）。這結果表示律動與走路運動或其他老人可以從事的運動，有相加乘或互補的功能[32]。

　　瑞典的優米亞大學（Umea）的萊恩（Rehn B）以系統回顧檢驗這些研究報告，他發現在14篇長期的研究文獻中，有9篇證實垂直律動明顯增加腳的靜態力量、動態力量與跳躍力量。這篇回顧發現對於老年婦女，所有研究都顯示律動可以提升肌肉表現的功能5％-16％[22]。

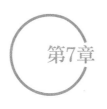

第7章 **律動降低背痛及關節疼痛**

本章導讀

　　疼痛是導致人們行動困難與障礙最常見的原因，可以是急性發炎或慢性退化，位置則從肌肉、骨頭、肌膜、肌腱、韌帶、滑膜、軟骨、關節到神經及皮下組織都有可能是疼痛的病灶。

　　由於震動覺與疼痛覺共用身體較大直徑的「傳入神經」，所以當接受震動時，大條神經線路被低頻震動覺占據，痛覺就會降低緩解。研究顯示垂直律動可以降低下背部疼痛，也可以減少大關節疼痛，因此可以提升這些人的生活品質及運動功能。

7.1>>律動降低疼痛

　　疼痛可能是影響人們行動困難與障礙最常見的原因。疼痛原因很多，可以是急性發炎或慢性退化，也有可能是腫瘤、神經壓迫、異物、沾黏、撕裂傷等等；而從肌肉、骨頭、肌膜、肌腱、韌帶、滑膜、軟骨、關節到神經及皮下組織，都有可能是疼痛的病灶，因此需要仔細而完整的檢查。

特別要注意的是老人的肌肉、骨骼、韌帶雖然都已退化，但還不一定會影響行動。影響行動最常見的因素反而是這些系統退化所導致的酸麻疼痛。這些不舒服的神經訊號像是汽車防盜警鈴，當它不停作響時，會嚴重影響人們的行動能力，導致行動的限制。

所以，降低疼痛是復健很重要的指標。復健醫生很早就明白透過皮下的震動，可以減輕急慢性疼痛。盧丹柏（Lundeberg TC）在1983年發表一大型的研究報告，共有135位急性疼痛，及596位慢性疼痛病患，經過震動治療後，70％病人都感覺疼痛緩解[55]。疼痛解除的原因是因為震動傳導時，需使用較大直徑的「傳入神經」，而疼痛覺也是透過此種神經傳導，所以當此神經線路被低頻震動覺占據時，痛覺就會降低緩解。

東京京王大學岩本徹三（Iwamoto J）研究50位已經有骨質疏鬆症，正使用一種雙磷酸鹽類治療的停經後老婦人。分成兩組，一組加上律動協助，另一組沒有律動，在觀察一年後，比較兩組有沒有差異。結果他們發現兩組在骨質密度及其他指標都沒有差異。**唯一且最明顯的差別是：律動組的慢性背部疼痛降低許多。**原因可能是因為垂直律動鬆緩背部的肌肉。可見律動訓練可以讓背部肌肉群放鬆，並減低老人背部的慢性疼痛[53]。

德國柏林自由大學的利威格（Rittweger J）則比較腰椎伸展運動與垂直律動，對於慢性下背部疼痛病人的影響。平均51歲的60位患者，隨機分兩組，經過一年的實驗，兩組的疼痛感覺及疼痛帶來的失能，都明顯降低。以往認為震動有可能會導致下背傷害，但此研究顯示控制下的**低頻垂直律動可以取代其他運動，不但不會造成傷害，而且可以治療下背部疼痛**[54]。

7.2>>律動降低大關節疼痛

德國亞歷山大大學的柯拉倫（Klarner A）也進行律動實驗，是針對108位平均66歲的停經老年婦女而做，律動組接受每週3次，每次15分鐘律動，研究時間為一年。與一年前未實驗前比較，結果發現大關節的疼痛強度在律動組明顯降低（p < 0.05），可見律動可以降低大關節的疼痛[19]。

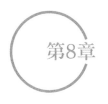 第8章

律動降低跌倒
增加老人生活品質

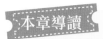 本章導讀

　　日常活動時，年輕人跌倒比較少見，而且多半輕微；但老人由於身體肌肉關節的無力與不協調，走路或日常活動時容易跌倒，而跌倒時由於反應遲鈍，可能造成嚴重傷害。所以，降低跌倒是老人醫學最重要的目標之一。要降低跌倒，首先要改善身體的姿勢穩定度，其次要改善肌力與平衡感，最後還要增強神經的本體覺。有許多研究證明垂直律動可以改善老人的姿勢穩定度，增加運動速度，增加走路距離，強化方向控制，增加平衡能力，強化本體覺，最後得以改善老人跌倒的危險因子，實際降低跌倒次數與跌倒嚴重度，並提升他們主觀與客觀的生活品質。

8.1>>律動改善姿勢穩定度

　　老人由於身體肌肉關節的無力與不協調，常導致姿勢不穩而容易跌倒。澳洲科技大學的利思（Sven Rees）做研究，來瞭解律動對老人姿勢穩定度的影響。將病人分成三組（1）律動組；（2）運動組；（3）對照組。他使用「單腳站立穩定程度」（one-legged postural steadiness）來衡量身體的靜態穩定度。實驗八週後，結果是律動組的單腳站立穩定程度，比運動組或對照組都明顯進步（p < 0.05）。如果以測試前後相比較，三組中進步最多的就是律動組

（$p < 0.01$）。可見律動訓練可以改善老人的姿勢穩定度，降低意外跌倒[52]。

在東京京王大學的和宏河鍋（Kazuhiro Kawanabe）將平均72歲的67位老人，分成兩組：律動加上一般運動組及一般運動組。經二個月垂直律動訓練後，發現律動加上一般運動組，無論是（1）走路速度；（2）步伐長度及（3）單腳站立時間都有明顯進步，但沒有加上律動的一般運動組則沒有進步，可見律動可以協助老人的運動達到效果[24]。

香港中文大學醫學院整形外科的張穎愷教授也得到相似的結論。他們使用垂直律動，一天3分鐘每週3次，總共三個月，發現無論是運動速度（$p < 0.01$）、最大行走距離（$p < 0.01$），或方向控制（$p < 0.05$）三者，都有明顯改進。[27]表示每天短暫的垂直律動，就可以改善老年人的平衡能力，並降低跌倒可能。

8.2>> 律動增加平衡協調，降低跌倒

對於住在療養機構的老人，在運動協調方面的功能喪失，通常會比在家中更為嚴重。包特曼（Ivan Bautmans）是比利時自由大學醫院的醫生，他以護理之家平均77歲的24位住民做研究。經過6週的垂直律動訓練，他發現以下兩種測驗都有明顯進步：（1）起來走3公尺遠，再走回坐下的時間；（2）體耐踢平衡測驗（Tinetti Test）[17]（圖27）。

8.2.1 體耐踢平衡測驗

「體耐踢平衡測驗」是耶魯大學Tinetti教授所發展出來的測驗方法，不僅測試肌力、腳步而且測量平衡及協調能力，因此可以預測對象是否可能跌倒。程序上分兩階段，第一階段是讓受試者坐在椅子上，站起來，睜眼或閉眼，轉

一圈再坐下。第二階段是讓受試者正常走幾公尺，然後告訴他保持安全但快速的走回去並坐下。由觀察者打分數，有兩種分數：身體平衡分數與總分。

　　包特曼的研究顯示，無論是體耐踢身體平衡分數或總分，機構住民經過律動訓練後都明顯增加。這表示全身律動不僅改善老人的起立坐下、走路、運動與平衡，而且可以降低跌倒的機會與危險。

　　澳洲天主教大學的弗尼斯（Furness TP）也以安養院住民，研究律動對於老人運動平衡功能表現的效果，發現（1）站立坐下的時間進步3秒（p=0.05）；（2）站起來走3公尺遠，再走回來坐下時間，改善0.9秒（p=0.01）[28]。可見律動對於安養院住民行動與生活品質確有助益，可當成復健工具。

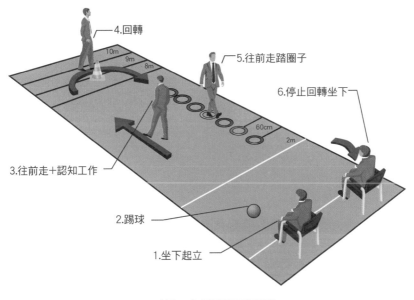

（圖27）體耐踢平衡測驗

8.3>>律動降低跌倒，改善生活品質

研究統計，大於65歲老人每年有超過三成會有跌倒意外傷害。當年齡超過75歲，跌倒意外比例更增加到四成。對於老人，跌倒意外常是住院手術、失能甚至死亡的常見原因，也是降低生活品質的關鍵因素。由於全身律動可以提升老人的骨質密度、增加肌肉力量與反應，所以世界衛生組織骨關節問題中心的布盧耶（Olivier Bruyere）認為律動應該也可以幫助老人降低跌倒意外並提升生活品質。他以療養院44位老人研究，經過6週的律動，律動方法是一週3次，每次進行4次60秒的震動，加上90秒的休息。

結果他發現：（1）步伐分數：增加2.4分（$p < 0.001$）；（2）身體平衡分數：增加3.5分（$p < 0.001$）；（3）站立行走測驗時間：降低11秒（$p < 0.001$）；（4）衡量生活品質指標的36項簡短健康問卷（SF-36），在9項中有8項明顯進步。可見垂直律動確實可改善老人跌倒的危險因子，並提升他們的生活品質[47]。

8.4>>律動強化本體覺

人體除了有視、聽、味、嗅、知覺及冷、熱、觸、痛感覺外，關係到老人行動和跌倒還有兩種特殊的感覺——「平衡覺」與「本體覺」。平衡覺讓我們知道身體傾斜而採取平衡動作，本體覺則是偵測我們身體位置的神經細胞，所以閉上眼睛或在完全黑暗處，我們仍然知道四肢身體在那裡。

丹麥福雷德瑞堡醫院（Frederiksberg）的睿斯醫生（Trans T），很想瞭解垂直律動對於老人的本體覺是否有幫助。經過一週2次，逐漸加強的律動8週訓練後，律動組就如其他人的報告：（1）肌肉力量與（2）膝蓋伸展力量都

比對照組明顯進步。但睿斯還多做一項特殊檢查，稱為「偵測被動運動門檻」（threshold for detection of passive movement，TDPM），也就是老人感覺到身體被移動的角度大小，如果比較敏感，表示身體的本體感覺較好。睿斯發現經過律動訓練後，老人的膝本體覺有明顯進步[50]。

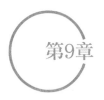

第9章 **律動預防並改善
心臟血管疾病**

本章導讀

　　全身垂直律動雖然是一種被動式運動，但是效果卻不會比主動的有氧運動差，不僅能夠增加肌力、爆發力、彈性與柔軟度，而且可以改善心肺功能。心肺功能包括呼吸氧氣的交換、心臟的搏血能力，以及血管中氧氣濃度與血液循環的能力。此外，研究也證實垂直律動可以改善下列各種心臟血管的功能：（1）降低血壓與心跳；（2）降低動脈壁的硬化；（3）增加大腦血流量及氧氣濃度；（4）提升周邊血液的循環；（5）降低血管的阻塞。

　　全身垂直律動有效的祕密是因為增加血中一氧化氮濃度，而一氧化氮可以鬆弛中樞及周邊血管，及心臟竇房結緊張（註：竇房結是人類心跳的節律器，心臟跳動來自此一小結），而降低血壓與心跳。另外，垂直律動可以增加血液中纖維溶解能力，降低血液凝塊與栓塞，因此可以降低血管血栓或梗栓等腦中風或心肌梗塞疾病。

　　所以，全身垂直律動可以改善心臟血管系統功能，對於沒有心血管疾病者則可以預防心血管疾病；對於已罹患心血管疾病者，則可降低心血管的傷害與復發。律動也可以配合藥物或其他治療，做為心血管疾病的輔助療法。

前面我們介紹在接受全身垂直律動訓練後，可以增加人體的骨質密度，增加肌肉力量，提升跳躍力，增加平衡感，增加柔軟度，增強爆發力，降低疼痛等等，都是談垂直律動對於骨骼肌肉韌帶關節的影響。但是垂直律動影響並不僅如此，它還改變其他的器官與系統，下面我們來介紹律動對於心臟血管系統的影響。

9.1>>律動提升老人的心肺功能

一個人走路沒問題，但跑步卻受不了，為什麼？因為除了肌肉關節系統，心肺功能對於較為劇烈的運動非常重要。心肺功能包括呼吸氧氣交換、心臟搏血、血管中氧氣濃度與血液循環的能力。很簡單的評估方法就是利用跑步機來測量，以220減去你的年齡得到一個數值，再利用此數值乘以0.6。調整跑步機的速度，看你的心跳衝到此數值時，你感覺舒不舒服？如果沒辦法到此數值，表示心肺功能不及格。人變老時，心肺功能與肌肉骨骼系統一樣退化，所以會限制老人從事較為激烈的活動。

改善心肺功能最好的辦法是從事有氧運動，如跑步、打球、跳舞、游泳。但是老人經常無法從事這些活動，因此需要一個有效的替代辦法，全身垂直律動可以刺激心肺，證實可以改善心肺功能。

波給特（Bogaerts AC）是比利時天主教魯汶大學復健科醫生，他對於全身垂直律動是否能影響老人的心肺功能非常有興趣，所以做了一個規模極大的研究，他找來220位老人（註：在垂直律動這種復健型的研究裡，這算是很大的規模），平均67.1歲，做一年的隨機實驗。此實驗分三組：律動組、運動組與對照組。一年後他發現：（1）心跳速度在律動組增加；（2）尖峰氧攝取量（peak oxygen uptake）、到尖峰運動時間（time-to-peak exercise）及肌力，

三指標在律動與運動兩組都明顯增加[49]。所以他結論是：「**垂直律動是一種有效增加社區老人心肺功能及肌肉力量的訓練方法。**」

9.2>> 降低血管壓力與心跳

吉兒（Ryan Gil）是美國佛羅里達州立大學的學生，他的碩士論文是研究全身垂直律動對於肥胖年輕婦女血管與交感神經的影響。經過6週律動，與對照組比較，他發現：（1）休息血壓值明顯降低（$p < 0.05$），收縮壓降低8mmHg，而舒張壓降低4mmHg；（2）運動時心跳速度明顯降低，每分鐘少7下（$p < 0.05$）；（3）運動時收縮壓降低5mmHg；（4）平均動脈壓降低7mmHg（$p < 0.05$）。可見全身垂直律動可以降低血壓與心跳，可能是透過血管自律經系統，鬆弛血管及竇房結緊張，而降低血壓與心跳[57]。所以他結論：「律動可以做為肥胖者心血管疾病的輔助治療方式。」

臺灣長庚大學研究律動對於老人血管及生活品質的影響，在律動訓練六週後，老人有明顯進步的項目包括：（1）收縮血壓下降16mmHg；（2）舒張血壓下降6.4mmHg；（3）脈搏壓力下降12.2mmHg；（4）一氧化氮濃度增加5.1mm；（5）六分鐘步行距離增加43公尺。這些好的血管指標表示，全身律動可以降低血管的老化及血管老化所引起的併發症。

9.3>> 降低動脈壁硬度

真木（Otsuki T）是美國明尼蘇達州聖凱撒琳大學教授，以健康年輕學生做律動實驗，一次60秒，休息60秒，總共10次的訓練，在做完後20、40及60分鐘後測試血壓、心跳及肘與踝的脈波速度（brachial-ankle pulse wave velocity，可以代表血管硬化程度）。在他的實驗中，兩組在血壓心跳上面並沒有差異，但是肘與踝的脈波速度在20分鐘（1137 v.s. 1107）及40分鐘（1137 v.s. 1108）都明顯降低，一直到60分鐘時才恢復回來（1137 v.s. 1128）[58]。所以作者結論：「全身垂直律動可以快速降低動脈壁硬度。」

9.4>>律動提升周邊血液循環

心臟將血液打出來，到身體末梢時，壓力已下降很多，如果這裡血管又狹窄，則會有周邊血液循環不良及缺氧現象。狹窄缺氧常會導致許多毛病，常見的症狀是肢體無力、麻木、疼痛、蒼白、冰冷、色素沉澱、毛髮不生及跛行。但更嚴重的是傷口無法癒合，導致嚴重潰瘍，甚至壞死，需要截肢。此種病最常見於糖尿病後期，併發血管神經病變的患者，但心臟血管有凝血功能障礙者也常見。所以，提升周邊血液循環可以幫助這些患者（圖28）。

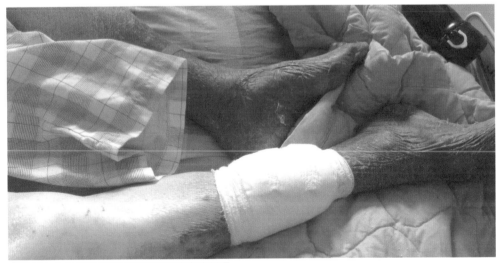

（圖28）全身垂直律動可以提升周邊血液循環

但是過去接受高頻高能量的職業性亂震動（如鑽洞）的工人，可能會發生周邊血液循環的減少，進一步變成局部缺氧而導致肢體的傷害，也就是所謂「白指症」。為了證明全身律動與亂震動不同，維也納大學的克山辛德（K. Kerschan-Schindl）利用血管彩色多普勒動態超音波研究20位年輕人，瞭解低頻律動的影響。受試者站在全身律動機上9分鐘，律動前後檢查腿四頭肌與小腿腓腸肌的血管與血液運動速度。他發現受試者心跳、收縮與舒張血壓值沒有改變，明顯改變的有二：（1）可見血管數目增加；（2）大於2mm直徑的血管可見數目也增加（p < 0.005）。可見低頻律動完全不同於高頻的職業震動，低頻律動反而增加周邊血液循環及血液流量，有助於周邊肌肉的氧量[87]。

美國加州樂馬林達大學（Loma Linda）的羅門（Lohman EB 3rd）同樣以血管雷射多普勒動態超音波研究，他將健康受試者分成3組，運動組、律動組及運動加律動組。實驗前三組的周邊血液循環差不多，但經過10分鐘的介入後，再檢查周邊血液循環，發現運動加律動組的周邊血液循環明顯增加。可見即使短暫律動加上蹲姿運動，即可迅速增加周邊循環血液供應[118]。

那麼要律動多久才會有效呢？美國加州樂馬林達大學的馬尼發現從律動第4分鐘起，周邊血液循環即開始有意義增加，第5分鐘到最高點，一直持續到律動結束後10分鐘[119]。

9.5>>律動降低血管血栓或梗塞

心臟血管疾病最恐怖的是血管因為不通，導致的細胞缺氧與死亡，在腦部稱為「中風」，在心臟稱為「心肌梗塞」。也可能發生在其他地方，如腿部的「深部靜脈血栓」、腸子的「腸缺氧壞死」，甚至眼底動脈的「眼中風」。所以如果可以降低血管栓塞或梗塞因子，便可以降低此種可怕的危害。

　　其中有兩個血液凝固過程的生理指標特別重要：（1）「組織型血纖維蛋白溶解酶原活化劑」（tissue-type plasminogen activator，tPA）：這是一種由血管內皮細胞分泌的蛋白質，是一種酵素，主要的功能是將血液凝固過程中的「血纖維蛋白溶解酶原」轉化成「血纖維蛋白溶解酶」。簡單來說，有此酵素會抑制身體的凝血原凝固成血塊，如果提升此酵素即可以降低身體血管的血栓或梗塞；（2）「第一型血纖維蛋白溶解酶原活化劑抑制劑」（plasminogen activator inhibitor，PAI-1）則是對抗上述tPA的蛋白酶，可以從血管或脂肪細胞分泌，有了它容易形成血塊。所以簡單來說，增加PAI-1就會加速血栓或梗塞的形成。

　　由於老人或肥胖者會增加PAI-1，所以老人或肥胖者也容易罹患血管血栓或梗塞。伊利諾州波爾州立大學的波耳（Boyle LJ）知道全身垂直律動可以降低動脈硬化及脂肪堆積，所以他推測律動應該可以影響這兩個血管重要指標，他找20位健康年輕人（平均23.8歲，BMI 25.6）來做實驗。將這些人分成3組：運動組、律動組與運動加律動組，三組人並做交叉實驗。前後比較時，結果是對於健康有好處的tPA的增加，在運動加律動組由0.87到3.21，明顯高於運動組的0.71到2.4或律動組的0.83到1.00。相反的，對於健康不利的PAI-1的減少在運動加律動組為6.54到4.89，運動組為9.76到7.48，明顯低於律動組的5.68到5.84。可見純律動似乎沒有加強血管內纖維溶解作用，但是如果加上蹲姿運動，則會比純運動還可降低血栓或梗塞的可能危害[117]。

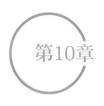

第10章

律動降低脂肪堆積與肥胖

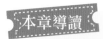

本章導讀

　　肥胖是現代社會三大問題之一，減重需要增加運動的熱量消耗，此點對於健康者都不易做到，更不要說老人、嚴重肥胖或失能殘障者。全身垂直律動可以降低肥胖嗎？研究顯示垂直律動可以降低脂肪在體內的堆積。

　　對於內臟脂肪，律動甚至比有氧運動更為有效（研究顯示有2倍以上的差距），它與飲食控制有加成的作用，而且長期的體重維持效果很好。

　　現代醫學要證明一種治療有效，必須經過四個階段，細胞實驗、動物實驗、人體實驗及分子生物機轉的研究。此四要求，全身垂直律動的降低體脂肪研究都做到了。不僅證實律動可以降低體內脂肪，而且可以從學理與細胞內分子機轉，圓滿解釋為什麼有效。更特別的是，全身垂直律動不是經由提升身體的代謝率來降低脂肪，而是透過幹細胞分化，降低分化成脂肪細胞。

　　也就是說，全身垂直律動是一種嶄新的減肥途徑，可能是唯一非藥物的，不經過代謝途徑，而是經過演化路徑的減肥方法，因此可以單獨使用或與其他減重方法如節食、運動或藥物合併使用。

10.1>>全身律動降低脂肪堆積

　　肥胖是我們在第一章提到，現代社會三大問題之一，也是多數人的苦惱。降低食物與熱量的攝取是第一要務，但是卻非常不容易做到。其次就是增加運動的熱量消耗，但此點也不容易做到。所以，解決肥胖與脂肪堆積的問題還是需要被動運動的協助。但是，垂直律動對於肥胖到底有沒有幫助呢？

　　在討論此問題前，我們先釐清一個觀念，肥胖是什麼？肥胖不是體重多，許多運動員像籃球巨星麥可喬丹有105公斤，你可以說他胖嗎？當然不是。所以，醫學上肥胖的定義是「體內脂肪的堆積」（圖29），也就是不是肌肉重、不是骨頭重，而是脂肪重。比較精確的話，應該是測量體內脂肪重量或比例做為衡量指標，而非體重。體脂肪

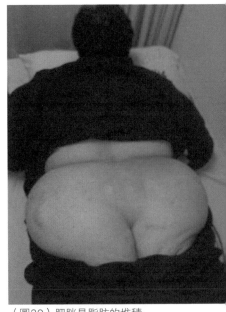

（圖29）肥胖是脂肪的堆積

比例，正常女性不應超過30％，男性不超過25％，年輕人應更低。喬丹的體脂肪只有11％，也就是105公斤的體重中只有11公斤是體脂肪，所以不是胖子。

　　為什麼要提這件事，因為我們在前面已經列舉許許多多的科學研究證據，證明全身律動會增加人體的骨質密度與肌肉質量。想一想，接受全身律動後你的骨頭重量與肌肉重量都增加，你的體重理論上也應增加。畢竟骨頭與肌肉不像脂肪，是密度較重的結構。所以，如果要測量全身律動是否達到減肥的目的，不該拿體重計上面的體重值數目來衡量。另外，因為體重除以身高平方就是所謂的「身體質量指數，BMI」，所以也不能使用BMI來計算是否減肥成功。

那我們要用什麼來看減肥的成果呢？我建議用「體脂肪比例」、「體脂肪重量」或「腰圍」三個指標，來衡量你的成果。現在的體脂機都可以測量體脂肪比率重量，但是由於使用方法是「生物電阻法」，干擾因素較多，如腳底潮溼或過冷過熱都可能產生差異。所以需要多量幾次，並且畫出趨勢圖。至於腰圍可以拿皮尺量，怕每次測量位置不一樣，可以前面以肚臍，後面以腸骨突起兩點做標竿測量。腰圍反而比較不會有干擾因素，缺點是變化較慢，不會每天有差異。

我們將在第24章介紹全身律動可以治療骨質疏鬆是因為有新骨生成，新骨生成的原因則是因為「間葉系幹細胞」受刺激後產生新的骨細胞（圖30）。（請參考第24章：全身律動的作用機轉）

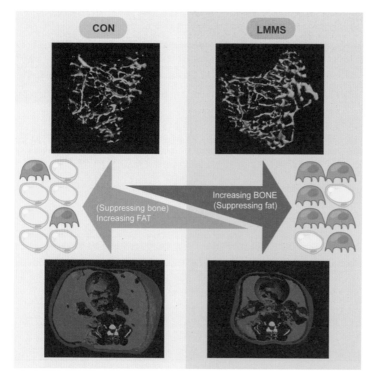

（圖30）此圖右邊為律動組，左邊為對照組，震動刺激後幹細胞會往右邊的造骨細胞方向發育，沒有震動則往左邊新生脂肪方向發育。可知透過幹細胞的改變方向，是減肥的全新路徑，不僅可以與其他減重方法配合，而且有加成作用

　　「間葉系幹細胞」原本是骨細胞與脂肪細胞兩株共用的母細胞，當它們接受低頻律動後，就會走分化造骨細胞的路徑，因此同時也就降低了脂肪細胞的增生。這原理是「摸蛤兼洗褲」，對於苦惱肥胖與骨質疏鬆的現代人來講，真是一舉兩得，再美妙不過的事了。但這只是細胞上的發現，現代醫學要證明一種治療有效必須經過三個階段。細胞只是第一階段，第二階段為動物實驗，第三階段則為人體實驗。更進一步則要分子生物的實驗，以瞭解它是如何透過DNA機轉進行的。此四點，律動的研究都做到了。我們逐一來說明。

10.2>>律動減肥的動物實驗

　　現在讓我們來看看第二階段的動物研究報告。美國紐約大學石溪分校的盧（Luu YK）利用公鼠來做實驗，使用低強度機械律動刺激（0.2g，每天15分鐘，1週5天）。經過6週後，老鼠骨髓中的間葉系幹細胞增加46%，而且間葉系幹細胞的分化轉向造骨細胞分化，並且減少新生脂肪細胞的分化（註：研究者是如何知道的呢？他們分析兩種蛋白質。要分化造骨細胞的一種細胞內蛋白質-「向上調節轉錄因子Runx2y」明顯增加72%，而另一種降低脂肪細胞生成的細胞內蛋白質——「向下調節轉錄因子PPAR gamma」也增加27%）。

　　「間葉系幹細胞」的刺激骨質增生與抑制飲食導致的肥胖，在第14週時，表現變得十分明顯，老鼠內臟脂肪被壓抑，降低28%，然而脛骨的骨梁同時增加11%，與在人類骨髓內的間葉系幹細胞表現一致[13]。

　　馬達樂洛（Maddalozzo GF）在美國奧勒岡大學以老鼠做實驗，12週後他發現律動組比對照組的體重明顯降低10%（$p < 0.03$），體脂肪也降低22%（$p < 0.05$）。另外，代表體脂肪的瘦體素（leptin）也明顯降低53%（$p < 0.01$）（註：瘦體素是由脂肪細胞分泌的荷爾蒙，可以代表身體脂肪多寡）。再利用

雙能量X光吸收儀檢查腰椎,在律動組的骨頭礦物質含量(+27%)及骨質密度(+10.5%)都有明顯增加(p < 0.01)。可見對於這些老鼠,**律動確實達成降低體脂肪堆積與增加骨質密度的雙重作用**[91]。

10.2.1 唯一經過演化路線的減重法

美國紐約大學石溪分校的魯賓(Rubin CT)也使用老鼠來瞭解律動的影響,他發現經過15週的律動後,老鼠的脂肪新生作用降低27%。另外,游離脂肪酸降低43%,三酸甘油酯降低39%。這些都是肥胖與糖尿病的危險因素,可見**律動可以降低未來肥胖與糖尿病的發生率。**

另外,為瞭解律動與骨髓內幹細胞的分化關係,魯賓利用一種接受過游離放射線照攝及骨髓移植的特殊老鼠實驗。他發現經過6週的律動訓練後,這些特殊老鼠的間葉系幹細胞分化成脂肪細胞降低19%,表示間葉系幹細胞的脂肪新生作用被壓抑。對於人類來說,表示律動這種方法,可能是唯一非藥物的預防肥胖,不是經過代謝途徑,而是經過演化路徑的方法[92]。

10.3>> 律動減肥的人體實驗

接下來,我們就要來看看人體實驗的成果。

盧(Luu YK)在紐約大學石溪分校研究骨質缺乏的年輕女性一年(年齡15-20歲,總數48人),發現接受低強度機械刺激組的女性,脊椎扁平骨質密度增加,而內臟脂肪不變,對照組則骨質密度減少,但內臟脂肪增加。所以盧結論:這代表透過低強度機械來刺激間葉系幹細胞可以當做一種非藥物,同時治療肥胖與骨質疏鬆的治療策略[13]。

　　米蘭思（Milanese C）是義大利維羅納大學（Verona）教授，他做了兩個人體實驗，第一個實驗是以正常體重的年輕人看律動的效果。經過8週，結果發現全身的體脂肪明顯降低（p=0.036），而身體瘦肉重量增加（p=0.009）。體重及身體質量指數雖沒有改變，但是皮下脂肪厚度明顯減少。可見經過8週律動後，受試者的身體組成成份改變[93]。

　　米蘭思的第二個實驗則是以肥胖體重的中年人來看律動的效果。經過10週，結果與對照組比較，他們利用雙能量X光吸收儀檢查，發現身體質量指數、體脂肪及軀幹脂肪都明顯減少，而下肢的力量則明顯增加[94]。

　　這兩個實驗證明：**律動訓練會改變身體的組成成份，也就是降低體脂肪，增加體瘦肉並增加肌肉力量**。對於正常體重的年輕人來講，體重與身體質量指數沒有改變，可能是被肌肉質量增加抵消。而**對於肥胖婦女，體重與身體質量指數和體脂肪二者都降低，表示律動的減重作用在肥胖者身上較為明顯**[94]。

10.3.1　律動改變身體組成成份

　　奧克拉荷馬大學的費史達（Fjeldstad C），他找來55位停經後女性做為期8個月的研究。對象分成三組：（1）阻力訓練組；（2）阻力加上律動訓練組；（3）對照組。結果在阻力加上律動訓練組的體脂肪明顯降低（p＜0.05），而對照組體脂肪還增加。阻力訓練組及阻力律動組兩組的瘦肉重量，不論是全身、軀幹或手臂都明顯增加，但對照組沒有改變。可見阻力訓練組及阻力加上律動組對於停經後婦女身體組成成份的改變有正面的影響。但是，**只有加上律動的阻力訓練才可以降低身體的脂肪比例**。可見全身律動對於降低體脂肪的堆積是有效的訓練工具[95]。

　　阿傑諾（González-Agüero A）是西班牙莎拉勾臘大學（Zaragoza）的研究員，他利用30位唐氏症青少年做研究，他也發現這些孩童經過律動後，體脂肪降低而且體瘦肉增加[116]。

　　瑞士聖加倫醫院的魏姆醫生（Wilms B），他希望瞭解全身律動訓練對於肥胖婦女體重有什麼影響？這些婦女十分肥胖，身體質量指數平均為37.4，是運動不容易的族群。分成兩組，第一組接受傳統運動訓練，第二組傳統加上律動訓練。經過6週訓練後，魏姆發現雖然體重沒有改變，但是兩組的腰圍卻有明顯降低。傳統訓練組降低1.7公分，而傳統加律動組降低3.4公分。可見加上律動，降低體脂肪的效果增加兩倍。透過分析兩組的差異原因，魏姆發現律動本身是獨立的因素。透過生物電組分析，他發現律動最大的影響在於：（1）生物電流的相角（phase angle）：傳統運動是正0.20°，而加上律動變成負0.19°（p=0.04）；（2）計算出來的細胞質量：傳統運動是增加0.8公斤，而加上律動變成負0.3公斤（p=0.02）。至於實際體脂肪降低0.45％與0.8％。（註：生物電流的相角降低可以作為健康的指標）

　　魏姆更有貢獻的是實際去測量兩組的基礎代謝率，發現傳統組每天增加68卡，而加上律動則增加到77卡，兩組都比控制組高（p=0.01），但兩組的基礎代謝率沒有差異[96]。

　　可見全身律動對於肥胖婦女，有降低體脂肪的作用。生物電流相角這項檢查，最近常被用來當成健康的指標，也得到明顯的改善。**魏姆發現律動這條減重的路徑與運動提升代謝的路徑是彼此獨立的，可以有加成的作用。透過運動加上律動，本研究顯示降低體脂肪的效果可以增加兩倍。**

　　本研究最有趣的地方，在於魏姆研究分析出受試者基礎代謝率的增加主要來自傳統運動，而非律動本身，可見律動減去體脂肪不是因為代謝率提升的關係。一般減重方法不外兩種：一是降低飲食熱量，像節食，缺點是饑餓，難以滿足口慾；二是提升代謝率，像運動，缺點是很累，心跳加速不舒服，且不適合心肺功能不好或失能者。**透過律動運動我們才發現減重還有第三條路：脂肪分化的路徑。**

10.3.2　律動與節食運動有加成的減肥作用

　　那如果三種路徑一起結合來減重，效果是不是更好呢？好問題，我們就來看看魏索（Vissers D）的研究。比利時安特衛普大學（Antwerp）的魏索想瞭解律動的長期減重效果，所以他設計了一個6個月的實驗，加上6個月追蹤的長期研究。參加者79人，分成四組，飲食控制組、飲食控制加運動組、飲食控制加律動組及對照組。結果他發現比起對照組，其它三組體重都明顯下降。但長期追蹤只有飲食控制加運動組、飲食控制加律動組兩批人可以維持降低大於5％的體重。精確的說，受試者體重在半年與一年時，飲食控制加運動組都降低7％，而飲食控制加律動組各降低11％及10.5％（圖31）。

　　內臟脂肪在飲食控制加律動這一組降低最為明顯，半年及一年時，每平方公分減少47.8及47.7公克，而飲食控制組為降低24.3及7.5公克，飲食控制加運動組為降低17.6及1.6公克，對照組則為降低3.6及增加26.3（p < 0.001）[97]（圖32）。

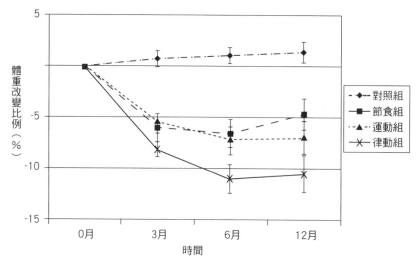

（圖31）體重在四組中的變化，最下面曲線是律動組（魏索研究報告97）

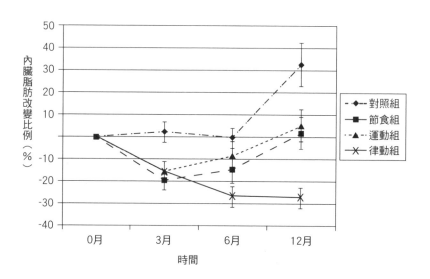

（圖32）內臟脂肪在四組中的變化，最下面曲線是律動組，其它組在第六個月
介入停止後都反彈，只有律動組成功維持（魏索研究報告97）

10.3.3　降低內臟脂肪，律動比有氧運動有效

可見對於內臟脂肪，律動甚至比有氧運動更為有效（此研究顯示有2倍以上的差距），而且它與飲食控制有加成的作用。**本研究更引人注意的是它的長期成功。經過6個月介入後，從第7個月到第12個月並沒有任何飲食控制、運動或律動介入，但律動組的成果幾乎維持不變。表示律動由於透過降低新生脂肪細胞的形成，其降低的體脂肪作用可能比傳統的方法更能長期維持。**另外，內臟脂肪與各種慢性病的關係遠大於皮下脂肪。所以，降低內臟脂肪，同時也可預防糖尿病、高血壓、心臟病等慢性病，這可是極大的貢獻。

此篇是我讀到時間最長的律動與減肥的研究，我特別要介紹一下研究中，律動運動的設計方式。魏索採取逐漸增加律動強度、速度與時間的方式，頻率逐漸增加，而次數則從30秒10次，逐漸增加到60秒22次練習，在第3個月時，練習一次花11.9分鐘，增加到第6個月時，一次練習花14.2分鐘。

由於律動減肥的成果十分顯著，所以**魏索說：**

「依我看，律動訓練對於傳統減肥三種方式：運動、節食與健康的生活形態，可以有加成作用，並做出有效的貢獻。」

最後，我還是要提一下臺灣本地這些卓越學者的研究，國立中正大學運休閒研究所所長王順正教授，他帶領學生做了不少律動訓練的研究。他們發現律動導致的熱量消耗的重要變數是強度（g），當他們改變頻率、幅度與強度時，熱量消耗也跟著有意義的增加[98]。

10.3.4　震動的複雜分子生物機轉

　　從上面的種種證據，可以證明全身律動對於降低脂肪堆積是有效的。但是即使臨床實驗有效，還不夠，科學家還要追問為什麼會有效？道理在哪裡？**「間葉系幹細胞」**的分化只是在細胞層次，在分子生物層次的機轉又是如何發生的？一個完整的科學一定要將此部份也能徹底闡明清楚才可。提到此部份，我們要特別肯定美國北卡羅萊納州大學醫學院的杉布（Buer Sen）及紐約大學石溪分校生物工程系的魯賓團隊（Clinton Rubin）**（註：此章節較深，一般讀者可以略過）**。

　　他們做了許多實驗，證明經過震動後，細胞中一種在細胞核內的重要蛋白質合成途徑的活化酶，稱為「Akt」，這是一種蛋白質激酶B（Protein Kinase B）會被活化，此激酶接著會去抑制另一種激酶GSK-3β（glycogen synthase kinase-3beta）的合成；同時蛋白質beta-catenin會發生核轉位（nuclear translocation），因此也被抑制。

　　此兩種蛋白質是脂肪細胞分化及新生的關鍵物質，它們被壓抑後，就會抑制脂肪形成的「過氧化物酶體增殖物活化受體γ」（peroxisome proliferator-activated receptor gamma，PPARγ）及脂聯素（adiponectin）蛋白質的訊息RNA會被提升35%及50%，PPARγ及脂聯素都是屬於細胞核內的接受器，對於脂肪細胞的生成及維持體內葡萄糖的恆定占有關鍵角色。它們的表現上升後，因而抑制動物與人體內脂肪的形成[99]。

　　有趣的是，杉布發現這種律動所引起的脂肪抑制作用並不需要持續進行，中間如果有休息，振動效果會更好。也就是在24小時中幾次短暫間隔的律動，抑脂效果最好[100]。最近這幾年有關震動的分子生物研究更為深入，發表文章更多[101]。此領域甚至成為一專門學問，被專家稱為「間葉系幹細胞機械生物學」（mesenchymal stem cell mechanobiology）。由於許多科學家投入，

相信在未來幾年間，透過律動所引起的骨骼脂肪分化與表現的分子生物物理機轉，應會完全釐清[102]。

　　總結以上對於細胞、動物、人體及分子生物的所有研究，全身律動是科學證明安全有效、方便便宜，可以與節食、運動及生活形態改善等減肥方法相加成，抑制體內脂肪堆積，同時刺激骨質增生，預防及治療肥胖的有效方法。

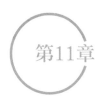

律動預防並改善糖尿病

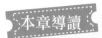

醫界常暱稱糖尿病與肥胖是雙胞胎，因為肥胖者很容易得到糖尿病，而糖尿病人八成都是肥胖。規律的運動可以降低糖尿病的血糖，但是如果不想運動或不能運動，那做垂直律動可以降低血糖嗎？答案是肯定的。許多研究顯示律動可以增加葡萄糖耐受性，降低糖化血色素，而且現在已經瞭解律動降低血糖的機轉：

原來動物形成骨頭的細胞上面有胰島素接受器，胰島素進入造骨細胞後，可以刺激造骨細胞分泌一種特殊的荷爾蒙，稱為「骨鈣素」，「骨鈣素」是很奇妙的一種特殊荷爾蒙，它不僅掌管骨頭的替換，加強新骨的生成，它也負責血糖的平衡。當釋放出來之後，它會刺激胰臟來分泌胰島素，加強周邊血糖的利用，提高胰島素敏感度及降低內臟脂肪的作用。這是最近幾年來關於骨骼研究的重大突破，發現骨骼跨界影響人體的血糖平衡系統。

另外，由於全身律動可以提升一種脂肪荷爾蒙——「脂聯素」，此種脂聯素可以抑制脂肪的形成並平衡血糖值。

慢性糖尿病人常會併發周邊神經病變，症狀包括疼痛、燒灼感，及神經異常感覺如麻木、搔癢、東西在爬或敲打感覺，垂直律動可以降低這種不適。

簡單來說，全身律動一方面透過間葉系幹細胞的分化，壓抑脂肪細胞的形成與堆積，減少罹患糖尿病的機會；另一方面則是透過刺激骨細胞「骨鈣素」，及刺激脂肪細胞「脂聯素」的分泌，進一步刺激胰島素分泌與敏感度，因而增加葡萄糖耐受性，降低糖化血色素，改善糖尿病患的血糖控制，也可以改善糖尿病人的周邊神經病變。

全身律動對於糖尿病扮演一種非藥物與非侵入性的物理療法，可以單獨使用或與現在的治療方式一起使用，改善糖尿病及其併發症。

糖尿病是現代人最困擾的慢性病之一，發生率極高，約占人口的5％，而到65歲以上，會有12％的人罹患糖尿病。它的可怕在於有許多可怕的併發症。糖尿病有三種嚴重併發症：影響視力的「視網膜病變」、影響腎功能的「腎病變」及影響周邊神經的「周圍神經病變」。而且糖尿病常與肥胖、高血壓、心臟血管疾病一起發生，影響健康極巨。

許多研究已證明規律的運動可以降低糖尿病患者的血糖。加拿大渥太華健康研究院的波耳（Boulé NG），回顧以往做過的運動與血糖的關係文獻，其中包括15篇有氧運動及2篇阻力運動，發現代表長期血糖控制的指標——「糖化血色素」在運動組比對照組降低0.66％（$p < 0.001$）[127]。那麼，律動可以降低血糖嗎？

11.1>>律動與血糖關係

鮑姆（Klaus Baum）是德國科倫運動學校的老師，他研究第二型糖尿病患者使用震動運動後血糖控制的情況。他募集40位有成年第二型非胰島素依賴

糖尿病患者，隨機分成律動組、力量訓練組與對照組，律動組做12週，每週三次的律動運動。實驗結果發現，空腹血糖沒有改變，但利用「口服葡萄糖做耐受性測驗」（註：讓病人服用50公克糖後，抽血檢驗血糖反應），發現血糖最高值與曲線下面積都降低，而且代表長期血糖控制指標的「糖化血色素」數值明顯降低，但其餘兩組都反而增加。可見垂直律動是有效而且成本低廉，可以改善第二型糖尿病患者血糖的有效工具[128]。

義大利佩魯吉亞大學（Perugia）的狄樓瑞托（Di Loreto C）也發現經過25分鐘律動訓練後，可以降低年輕健康者的糖化血色素[133]。

伊朗回教阿拉大學的阿撒貝雅尼（Mohammad-Ali Azarbayjani）進行類似的實驗，將受試者分成律動組、運動組與對照組，也發現律動組與運動組的血糖都比對照組明顯降低（p=0.02）。他們的團隊又以同樣的設計來研究血中兩個糖尿病的重要荷爾蒙——胰島素與脂聯素（adiponectin）的關係，發現在第四週時，律動組、運動組比較對照組，這胰島素明顯下降而脂聯素則有意義的上升[130]。

11.2>>分泌骨鈣素改善血糖平衡

為什麼全身律動可以降低血糖呢？機轉又是什麼呢？日本東京醫院大學福本醫生（Fukumoto S）發現老鼠的造骨細胞可以分泌一種特殊的荷爾蒙稱為「骨鈣素」（osteocalcin）。它的機轉是這樣的，當造骨細胞上面的「胰島素受器」與身體分泌的胰島素荷爾蒙結合後，胰島素進入造骨細胞後，可以刺激造骨細胞分泌「骨鈣素」（圖33）。

　　而「骨鈣素」是很奇妙的一種特殊荷爾蒙，它不僅掌管骨頭的替換，加速新骨的生成，竟然也負責血糖的平衡。當釋放出來之後，它會刺激胰臟分泌胰島素，加強周邊血糖的利用，提高胰島素敏感度及降低內臟脂肪的作用。這是最近幾年來關於骨骼研究的重大突破，發現骨骼跨界影響到人體其他系統。所以福本認為以前認為骨頭只是人體的運動支撐系統是錯的，他說「骨頭也是內分泌器官」[131]。

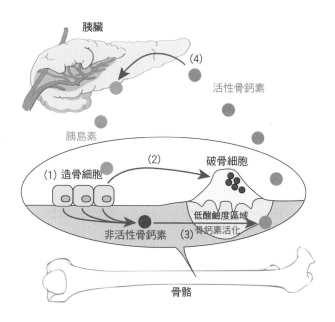

（圖33）造骨細胞分泌骨鈣素，骨鈣素可以刺激胰臟
分泌胰島素，也負責血糖的平衡

更進一步的研究顯示骨鈣素必須先被活化，而活化的方法是透過細胞酸鹼度的改變。紐約哥倫比亞大學的斐濃（Mathieu Ferron）以實驗證實了當破骨細胞在進行骨頭再吸收時，改變細胞的酸鹼度，這時造骨細胞分泌的骨鈣素就會變成活性骨鈣素，再透過此活化的骨鈣素影響血糖平衡（glucose homeostasis）的作用[132]。

以上簡單來說，就是全身垂直律動會刺激造骨細胞分泌骨鈣素，而骨鈣素接著會刺激胰臟的胰島素，達到降低血糖的作用。

11.3>>律動降低免疫系統的發炎反應

美國喬治亞健康科學大學的余（Yu JC）使用缺乏瘦體素的幼鼠做實驗，這些老鼠由於缺乏抑制食慾的瘦體素荷爾蒙，會不停進食，直到罹患肥胖與糖尿病。他給這些幼鼠每天20分鐘的律動，經過8週後，他發現這些老鼠代表長期血糖控制的指標——「糖化血色素」都大幅降低，甚至比使用降血糖藥物還更好，而且多吃、多尿等症狀也明顯減少。即使正常的老鼠經過4天律動後，給予大量口服葡萄糖，血糖也能降得很理想。

更重要的是他們發現律動降血糖的機轉，除了刺激「骨鈣素」分泌外，還加上產生免疫系統的抗發炎物質參與。這十年來，醫界已知道糖尿病與慢性發炎息息相關，有些專家甚至認為發炎是糖尿病發生的原因，由於持續慢性的發炎導致胰臟小島的衰竭。余發現免疫系統中會攻擊細胞內DNA的一種免疫蛋白質 γ-H2AX，在律動後 γ-H2AX會減少5倍，而且律動可以增加免疫平衡能力達125倍[135]。

11.4>>律動增加脂聯素並降低肥胖與糖尿病

澳洲CQ大學研究員哈姆睿思（Humphries B）的研究，他募集51位健康年輕婦女（平均21歲）做實驗。除了股骨頸密度增加2.7％，律動加阻力訓練組的股骨頸密度增加1.9％，且脊椎密度增加0.98％外，他分析荷爾蒙的改變，律動組及律動加阻力訓練組的脂聯素明顯增加60％及58％[10]。「脂聯素」（adiponectin）是由脂肪細胞所製造及分泌的蛋白質，跟維持體內葡萄糖及脂質的代謝平衡有關。脂聯素的增加與身體體脂肪重量及身體質量指數成負相關；也就是說胖的人，血清中的脂聯素濃度會偏低；相對的，瘦的人或體重減輕者則伴隨脂聯素濃度上升。有高胰島素血症及第二型糖尿病的病人，其血清中脂聯素的濃度會像胖的人，濃度比正常人來得低。有文獻指出，脂聯素表現下降跟胰島素阻抗性有關。增加脂聯素的生成，可以增加葡萄糖的代謝，抑制肝臟中葡萄糖的合成，而且增加胰島素的敏感度。

總結來說，全身垂直律動與糖尿病的關係如下：律動可經由三個系統來達成降低血糖，達到血糖平衡的作用，並治療糖尿病，降低罹患糖尿病機會。（1）分泌造骨細胞的「骨鈣素」，刺激胰島素分泌並降低血糖；（2）降低免疫系統的發炎反應，因此降低糖尿病的形成；（3）透過刺激脂肪細胞增加脂聯素分泌，降低肥胖與糖尿病機會（圖34）。可見全身律動可以抑制脂肪的堆積，減少肥胖，並降低糖尿病發生的機會。

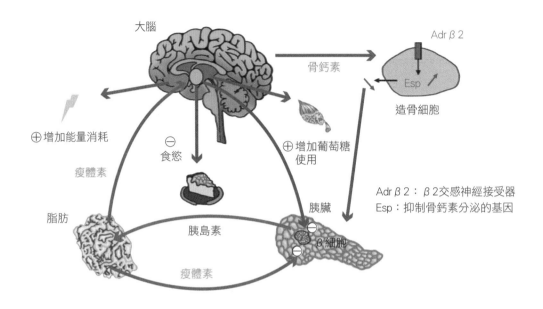

（圖34）骨鈣素（代表骨骼系統）、瘦體素（代表脂肪能量系統）
與胰島素（代表血糖系統）三者作用影響血糖平衡系統

11.5>>律動降低糖尿病的神經病變

　　糖尿病的周邊神經病變常令病人無法忍受，病變包括疼痛、燒灼感，及
神經異常感覺如麻木、搔癢、東西在爬或敲打感覺。現在治療方法上以藥物為
主，包括（1）止痛劑如Tramadol；（2）三環抗憂鬱藥物如Tofranil；（3）
神經科抗癲癇藥物Carbamazepine、Gabapentin等藥物，這些藥物對於疼痛改
善效果不是很理想，估計只能控制30-50％的疼痛而且產生許多常見副作用如
暈眩、嗜睡、口乾、低血壓、增加體重及運動失調，更嚴重甚至有認知或平衡
失調而容易跌倒。

可見現在對於糖尿病周邊神經病變的治療方式還不完善，所以有人尋求其他治療方法，垂直律動是其中之一。有幾篇研究發現，經過律動後疼痛與麻木獲得改善。美國奧瑞岡威拉姆特大學（Willamette）的洪（Junggi Hong）報告一位罹患糖尿病神經疼痛5年的老人，經過8週律動訓練後疼痛減輕，而且步伐平衡都獲得改善[136]。伊朗德黑蘭大學研究員傑德（Yoosefinejad）也報告一位52歲有糖尿病周圍神經疼痛女性，疼痛與麻木在經過6週律動明顯改善，同時肌力、平衡與柔軟度也進步[137]。美國奧瑞岡大學的谷魯門（Guzman RJ）以21位糖尿病周圍神經疼痛的病人進行12週的律動訓練，每週3天，每天四次3分鐘，中間休息1分鐘的律動。發現簡短疼痛計分（Brief Pain Inventory Short Form BPI-sf）明顯降低，從5.61分掉到2.39分（$p \leq 0.001$），疼痛嚴重度分數從5.1掉到3.1（$p \leq 0.01$）。每週分析這兩個指標，可以看到疼痛分數每週持續降低。可見全身垂直律動對於糖尿病周圍神經疼痛是有效的治療（圖35）[138]。

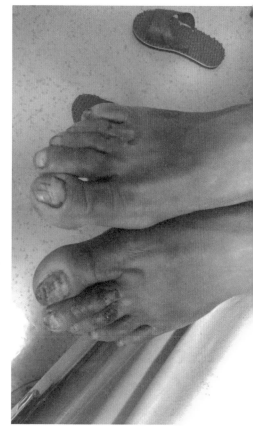

（圖35）糖尿病神經病變接受律動可以降低疼痛

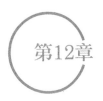

第12章 **律動協助青少年
骨頭發育與長高**

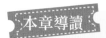

本章導讀

　　全身垂直律動有助於孩童和青少年的骨頭發育與長高，原因在於律動產生下列三種影響；（1）律動增加生長荷爾蒙的濃度，這些是刺激孩童長高的主要荷爾蒙，許多孩童長不高，是因為缺乏所謂的「生長激素浪潮」（growth hormone surge），也就是生長激素濃度太低；（2）律動會刺激骨骺處的機械感受器，產生新骨增生與破骨壓抑作用，並刺激「長骨」骨骺處的增生，而「長骨」的長度決定身高的高度；（3）律動主要刺激孩童和青少年的下肢長骨及脊椎骨。人的身高主要由下半身的高度決定，而全身垂直律動以刺激下半身骨骺處為主，給予踝、脛、膝、髖等骨頭生長板明顯的刺激。

　　基於這三個現象，以及現在的生長機械理論及發表過的許多研究報告，全身律動在學理及研究上，可以刺激青少年身高的發育。由於全身垂直律動是非藥物非侵入性的物理治療方法，可以做為協助刺激青春期孩童發育及預防矮小的策略與方法。

　　現在臺灣小孩的身高，比他們的父母那一代平均高2-3公分。由於身高是正常分配，會有一半的人比平均身高短小，有些還特別矮小。市面上有許多號稱可以助長助高的食品，內容多是常用無害的藥草成份，因此可以過衛生署那關，但是都沒有任何證據顯示有效，甚至說不出一點道理。

　　衛生署核准治療矮小症的藥物，只有注射的生長激素。非常昂貴，注射一年份需花費100萬以上；如果是女孩更貴（圖36），因為女性荷爾蒙會加速骨骺板的癒合，所以對於初經已來的女孩，還需加打一種抑制月經的藥——「柳菩林（leuplin）」。健保局只給付身高在同年齡3個百分位以下的侏儒症孩童。女性至骨齡十四歲，男性至骨齡十六歲則不再給付（圖37）。

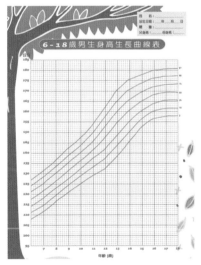 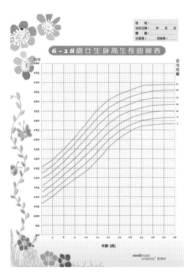

（圖36）臺灣男孩的身高百分位圖　　　（圖37）臺灣女孩的身高百分位圖

12.1>>律動增加生長激素的分泌

生長激素（growth hormone，GH）是由人體腦下腺分泌的荷爾蒙，也是人體主要的荷爾蒙之一。它掌管生長發育與細胞的複製，如果在孩童發育時缺乏，身高通常不會超過150公分，更嚴重則會形成侏儒症。簡單來說，孩童缺乏生長激素會發育遲緩或停頓；如果在成年後缺乏，會導致性功能衰退、肌肉無力、骨質疏鬆、掉髮、高膽固醇、心血管病變、體脂肪增加、記憶衰退、疲倦無力等，簡單來說，成年後缺乏生長激素則會加速老化的現象。

但是，生長激素從腦下腺分泌後，並非直接作用在身體各器官，而是到肝臟找分身代勞。此分身是肝臟經生長激素刺激後分泌的一種荷爾蒙，稱為「類胰島素生長因子-1」（insulin-like growth factor-1，IGF-1），接著IGF-1會到所有器官去執行生長激素的功能（圖38）。所以，當下面文獻提到IGF-1時，你們可以將IGF-1和GH都當做生長荷爾蒙。

全身垂直律動可以刺激身體產生生長荷爾蒙。英國諾維克公園醫院（Northwick Park），奧林匹克研究機構的卡地納（Cardinale）以平均70歲的老年人做實驗。他證明經過單次垂直律動沒有改變，但經過數次的律動後（一次5分鐘，蹲姿），這些老年人的IGF-1及皮質固醇明顯增加（p＜0.001），且沒有任何疲勞或不適症狀[103]。義大利的波士可（Bosco，2000年）以平均25歲年輕人做實驗（作法是每次60秒，中間休息60秒，共10次，但在第5次中間休息6分鐘，4mm），發現在震動後體能表現增加，測量體內的荷爾蒙，律動後生長激素6.2提升到28.2ng（p=0.01）[36]。

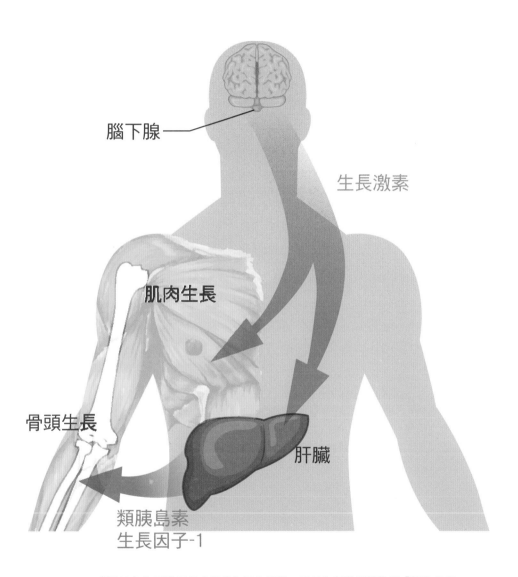

腦下腺

生長激素

肌肉生長

骨頭生長

肝臟

類胰島素
生長因子-1

（圖38）生長激素並非直接作用在組織，而是先刺激肝臟分泌「類胰島素
生長因子-1，IGF-1」，由IGF-1到器官去執行生長激素的功能

　　義大利米蘭的吉它（Giunta M）則以肥胖年輕女性（平均年齡22歲，BMI 39）來做研究，他發現不論有無加上蹲姿訓練，在律動之後，馬上可以明顯提高身體的生長激素。加上蹲姿訓練與純律動沒有差異[104]。

　　莎托里（Sartorio A）也是吉它義大利米蘭的的同事，他想解答這不一致的研究結果。他將受試者分成3組：（A）律動組、（B）最大等長肌肉收縮組及（C）律動加最大等長肌肉收縮組。結果他發現三組的生長激素都有意義增加，但B、C兩組比A組明顯增加（＋4.3、＋18.8、＋20.8ng）。

　　丹麥南丹麥大學的柯弗尼（Kvorning T）的研究結果與莎托里的類似。他的三組是蹲姿組、律動組及蹲姿加律動組。他發現生長激素三組都有增加，但蹲姿加律動組最為明顯，分別增加0.5、0.2及1.17ng。

　　因此，有學生問我說：「既然垂直律動可以增加生長激素，那可不可能刺激小孩的發育，讓青少年長高？」這可是不容易回答的問題。我的答案是：「迄今，還沒有專家做出這方面的嚴謹的實驗證實，但是學理上是有可能。」為什麼有可能？讓我來解釋清楚。（關於律動刺激生長激素內容，請參考第25章　律動改善身體荷爾蒙）

12.2>>決定長高的因素

　　人的身高主要由遺傳決定，所以西方人平均身高高過東方人，其次就是營養。現在小孩越來越高，是因為營養變好的關係。但為什麼青少年會長高，而成年人卻不再長高？讓我們先瞭解孩童長高的機轉。人的身高主要由脊椎與下半身長度決定，下肢就占一半身高。可以說身高主要由下肢長骨決定。長骨即大腿的股骨和小腿的脛股與腓骨。一隻長骨可以分四部份，中間稱為為「骨幹」、兩側稱為「骨骺」，骨骺下稱為「骨骺板」，骨骺板與股幹中間則稱為

「幹骺端」（圖39）。

　　孩童與大人最大的不同就在「骨骺板」，「骨骺板」是骨頭可以繁殖的區塊，內容是正在發育的軟骨結構，尚未骨化，不斷在增長。大人此部份已完全骨化，癒合而不再改變，因此也不再會長高（圖40）。在X光攝影下，孩童的骨骺板，會在骨頭端內呈現一道黑色的小溝。它們每年骨化增加長骨的長度，一直到青春期結束停止發育。

　　所以，**促成「轉大人」，真正決定人體長高的關鍵角色是「骨骺板」內正在發育中的軟骨數目與大小**（圖41）。如果給予壓迫，這些軟骨就會受傷，身高就會減少；相反，給予拉力，則身高會增加，已由實驗證明，這些外力可改變程度為原來正常的53％[108]。舉例來說，一個脊椎外彎駝背的孩子，「骨骺板」由於受壓迫，身高便無法像正常小孩一樣。

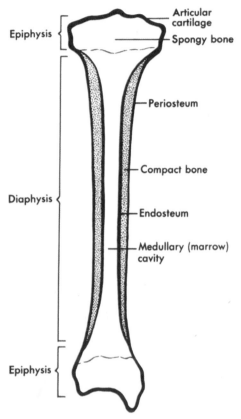

Structure of a long bone as seen in longitudinal section

（圖39）：長骨可以成四部份從兩端到中間分別為「骨骺」（epiphysis），骨骺板（epiphyseal plate），「幹骺端」（metaphysis）及中間的「骨幹」（diaphysis）

可見身高，除了遺傳、營養與荷爾蒙外，還有「骨骺板」的影響因素。
骨骺板此部份受到兩個因素影響：**第一個因素是局部的血管供應**：如果因為局部受傷，影響此區的營養與氧氣供應，就會導致軟骨細胞發育不良甚至死亡，青少年較常見的原因為過度劇烈的運動。**第二個影響因素就是機械力因素**：機械力包括壓力、拉力、張力、扭力及剪力，這些機械力可以造成骨頭的重塑（remodeling）。想像如果將孩童的「骨骺板」釘起來會怎樣？科學家真的在動物身上做這種殘酷的實驗，結果是「骨骺板」內軟骨死亡與停止生長（圖42）[109]。可見如果可以調整影響「骨骺板」的長高機械力（mechanical modulation of growth），科學家便有可能改變人類的身高。

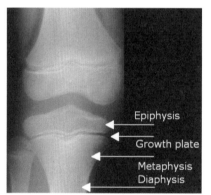

（圖40）：孩童與青春期骨骺板是由軟骨組成，在X光下是一條黑色的線在兩測骨端，當軟骨逐漸鈣化成硬骨，骨骺板就消失，孩童也不再長高

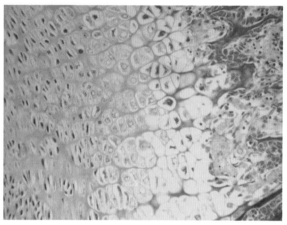

（圖41）「骨骺板」中正在發育的軟骨細胞，透過機械力可以改變它

12.3>>運動刺激長高

運動是非常好的機械力刺激，小孩需要適當中等程度的運動，以刺激「骨骺板」的發育，但不可過頭，太劇烈的運動可能導致骨折與「骨骺板」的傷害，反而會有害發育。不運動則會缺乏機械力刺激，也會影響長高。運動會有什麼影響呢？澳洲墨爾本大學的布雷尼（Bradney M）找來一群10歲男孩，經過8個月中度運動訓練，發現與對照組比較，這些男孩的脊椎、腳及全身的骨質密度都明顯增加，股骨骨幹中間骨皮質部厚度增加，而骨髓部寬度則降低，骨膜並沒擴大，但骨密度體積增加[110]。

可見骨頭上有機械力感受器（mechanosensor），來調整適應外力，此感受器已證明不是軟骨細胞，而是骨細胞[111]。我們知道長高的過程是「骨骺板」的軟骨逐漸抽長骨化而成為骨幹。荷蘭奈梅亨大學醫院的坦克（E. Tanck）證實皮質骨的發育由機械力刺激所控制，並且海綿骨與皮質骨的發育都是對於機械力適應的結果[102]。所以如果證實全身律動可以增加青少年的皮質骨或海綿骨的發育，那我們就能假設全身律動可以促進他們長高的能力。

12.4>>律動刺激老鼠的幹骺端及骨骺處新骨增生

首先，我們先看看兩篇由美國律動實驗重鎮——紐約大學石溪分校的謝（Xie L）所做的動物實驗。他以青春期的老鼠做實驗，經過3週的律動，他發現在老鼠脛骨的幹骺端及骨骺部份的骨樑破骨細胞活動降低33％及31％，而幹骺端的內皮質部份骨頭則增加30％[113]。可見經過律動，對於發育中的動物可以刺激幹骺端及骨骺處新骨增生，並降低破骨活動。

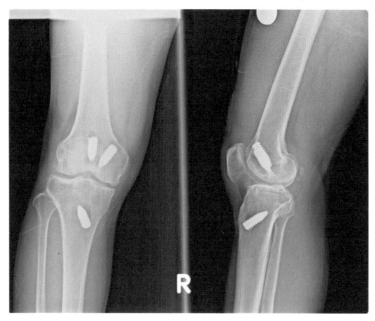

（圖42）骨骺板被釘起來後，骨骺板內的軟骨細胞會停止發育，影響長高

　　謝又做了一類似的實驗，此次是以0.3g每天15分鐘律動，時間延長到6週。他發現脛骨幹骺端的骨頭礦物質增加75％。而且此處的骨小樑體積增加14％。不僅如此，破骨細胞活動降低33％及31％。骨膜處、骨髓處、皮質處及此區的轉動慣性（moments of inertia）都明顯增加29％（註：物體不但在移動上具有慣性，在轉動上也具有慣性。移動的慣性僅僅與物體質量成正比；而轉動的慣性除了和質量成正比外，並與該物體質量的位置分佈有關）。可見**當接受律動時，骨頭的「機械力感受器」受到刺激而產生作用。骨頭的機械力感受器非常敏感，並不需要強烈或長期的刺激就可有作用，青春期接受律動刺激不僅可以強化海綿骨、皮質骨及肌肉結構，而且有助於成年降低骨質疏鬆及骨折危險**[114]。

荷蘭奈梅亨大學（Nijmegn）的坦克（Tanck E）證實骨頭的發育有兩階段，初期是骨質密度的增加，後期才是骨小樑的增加[115]。所以，謝對於青春期老鼠的實驗，骨質密度的增加證明老鼠的早期發育已被啟動，之後骨骺骨質也明顯增加。雖然謝團隊沒有進一步追蹤高度的改變，但應該會增加實驗動物的高度。

12.5>>上半身運動不會刺激生長激素，下半身運動才會

加拿大麥克馬斯特大學（McMaster）的韋斯特（West DW）研究，他發現如果只有上半身手臂運動，並不會增加生長激素或睪丸激素，但如果是下半身腿腰大肌肉的訓練，則身體的生長激素或睪丸激素會明顯提升[120]。

所以，我們需要瞭解垂直律動訓練影響的到底是身體的哪部份肌肉？前面提到2010年西班牙史拉柯伏卡（Slatkovska L）的整合研究[8]，他發現垂直律動可以增加孩童與青少年的脊椎骨密度（+6.2mg/cm3）及脛骨密度（+14.2mg/cm3）。也就是説，律動主要影響的位置是脊椎骨與下肢的脛骨及周邊肌肉組織。

美國猶他州立大學的普魯斯（Bressel E）也發現律動時，孩童由於他們身體的質量比大人小很多，所以震波傳導的影響位置不一樣。孩童的震波主要在髖骨與踝骨處，此處比大人還多62％及42％（p=0.03）；孩童頭部的震動強度與大人並無明顯差異，但強度較小，只有踝部的86％及膝部的50％[121]。

這研究顯示，律動主要作用在孩童的下肢部。而從上述研究，我們知道下肢部份的律動可以刺激分泌生長激素或睪丸激素，可見律動對於孩童和青少年應有刺激長高的作用。

結論：律動可以刺激青少年增高而無副作用

　　總結以上的所有研究，我們瞭解全身垂直律動的下列三種影響，有利於孩童和青少年的長高：（1）增加生長荷爾蒙（IGF-1和GH）的濃度，這些是刺激長高的最重要荷爾蒙；（2）會刺激骨骺處的「機械力感受器」，產生新骨增生與破骨壓抑作用，刺激長骨骨骺處的增生；（3）律動刺激孩童和青少年的下肢長骨及脊椎骨。基於這三個現象，以及現在的生長機械理論及發表過的許多研究報告，我們認為全身律動，理論上可以刺激青少年身高的發育，相信未來會有更多的實驗報告來證明（圖43）。

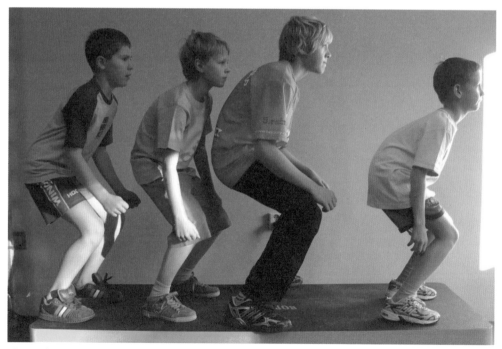

（圖43）全身律動，理論及研究上可以刺激青少年身高的發育

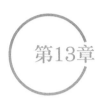

第13章　律動協助腦中風復健

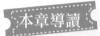

　　腦中風經常導致肢體半癱或全癱，患者通常無法自由行動或行動困難，很難從事主動型運動，而需要復健協助或被動型的運動協助（圖44）。全身垂直律動可以協助這種病人，尤其是上下震動型的機器，因為這種類型的律動儀器可以坐著或躺著接受治療。

　　全身垂直律動對於腦中風病人不僅可以：（1）增加腦部血氧循環，降低血壓及加強血管內纖維溶解作用，預防中風、血栓或梗塞的再度形成；（2）而且有復健的功能，可以增加姿勢的控制，提高平衡協調能力、身體的柔軟度與肢體的力量，並增加走路的速度與距離，預防跌倒與提高生活品質；（3）最後，還可以預防中風後的骨質疏鬆。如果是有心臟血管的次發性腦中風，或已經有暫時性腦缺氧，為了預防或治療腦中風，建議讀者讀第27章水平律動，除使用垂直律動外，還可以加上水平律動。

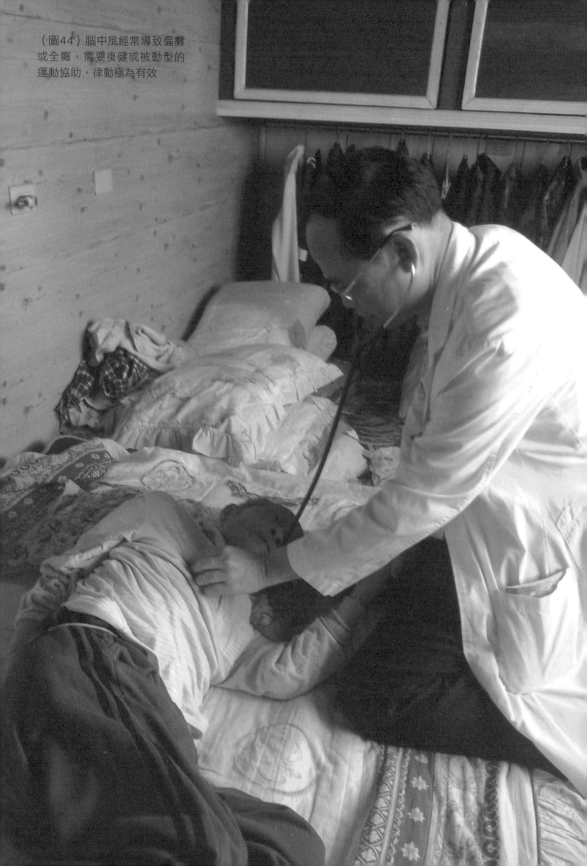

（圖44）腦中風經常導致偏癱或全癱，需要復健或被動型的運動協助，律動極為有效

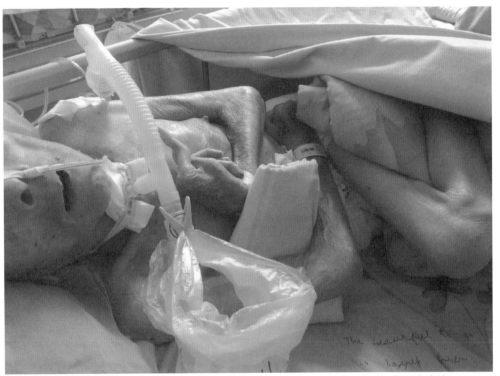

（圖45）中風後受傷的肢體沒有復健或運動，不僅無法動，而且慢慢會變萎縮、僵硬與攣縮

　　有位腦神經專家嘆氣的說：「腦中風可能是最殘忍的殺手，它通常不直接殺死人，而是慢慢折磨他們到死。」即使輕度的腦中風都可以影響肢體行動，嚴重點，更會造成多重殘障。腦中風患者由於無法自由行動，因此也很困難從事主動型運動，而需要復健協助或被動型的運動協助。假設沒有復健或運動，受傷後的肢體無法運動，慢慢會因神經肌肉萎縮而變成僵硬與攣縮（圖45）。被動型的運動中最理想的就是全身垂直律動，尤其是上下震動型的機器，因為這種類型的律動儀器可以坐著或躺著接受治療。全身垂直律動可以提供許多方面的協助。

全身垂直律動對於腦中風病人有很多好處，不僅可以增加腦部血氧循環，降低血壓及加強血管內纖維溶解作用，預防中風、血栓或梗塞的再度形成，而且有復健的功能，可以增加姿勢的控制，增加平衡協調、柔軟度與肢體的力量，並增加走路的速度與距離，預防跌倒與增加生活品質，還可以預防中風後的骨質疏鬆。

13.1>>律動改善中風病人的姿勢控制

荷蘭聖馬丁診所（Sint Maartenskliniek）的尼斯（van Nes IJ），研究慢性中風病人接受律動治療後姿勢的控制是否有進步。接受0.6g，3mm的律動，經過律動後，在設計四項功能評估中，包括靜站、張眼及閉眼移動，重量移動速度都有明顯進步（p < 0.05），表示律動是一種可以改善腦中風病人本體覺及姿勢控制的有潛力方法[61]。

尼斯又進行一個6週的實驗，急性腦中風3天內的病人53位，全部都接受醫院復健，一組加上45秒4次，0.6g，3mm的全身垂直律動，每週5天，共6週，對照組沒有。結果他在第6週結束與第12週追蹤，並未發現兩組有差異，但也沒有任何副作用產生[62]。

13.2>>律動改善中風病人的肢體力量

匈牙利布達佩斯聖約翰醫院醫生第韓羽（Tihanyi TK）的研究則是正面的。他找來16位平均才中風27天的病人接受全身律動治療，律動為幅度5mm，每次1分鐘共6次。他發現實驗組比較對照組：（1）等長膝伸展增加36.6%；（2）偏心膝伸展增加22.2% v.s. 5.3%（p < 0.05）；（3）增加肌

電波及股外肌傳導強度44.9％及13.1％（p＜0.05）；（4）提高收縮的機械功能17.5％；（5）降低股二頭肌等長收縮力8.4％，偏心收縮力22.5％（p＜0.05）。這些結果顯示全身律動可以短期間增加急性中風病人大腿四頭肌的收縮力量及肌肉活動力[60]。

　　第韓羽也再進行另一項研究。他想瞭解律動對於中風麻痺的腳或是健康的腳幫助較大？經過6週全身律動治療，律動幅度5mm，每週3次。他發現最大偏心扭力、肌電波及收縮的機械功能有明顯進步，但是只限於中風麻痺的下肢，健肢並沒有受影響[63]。

13.3>> 律動改善大腦血流量及氧濃度

　　麥卡拉（Maikala RV）是麻州「自由互助研究機構」研究員，他研究全身垂直律動時大腦血液是怎麼變化的。13位健康男性，接受隨機順序3、4、5及6Hz，約0.9g的全身律動。在律動時，自願者加上右手握力收縮一分鐘，採取紅外線測量儀評估，顯示最高血氧濃度與血流量是在4.5Hz時。在律動時加上手握力會增加右前額頭的最高血氧濃度（0.07 v.s. 0.004，p=0.003）與血流量（0.156 v.s. 0.066，p=0.000），最高氧攝取量則不隨最高血氧濃度與血流量改變（p＞0.01）。根據增加換氣容量及未改變換氣容量對二氧化碳量的比值，麥卡拉結論認為「**全身律動會導致過度換氣，進而刺激大腦前皮質區，透過神經的活化進而增加大腦血流量與血氧濃度[59]。**」

13.4>>律動降低血管栓塞

　　腦中風的病人整天提心吊膽，最憂懼的事莫過於「再度中風」。依據研究，初次中風後五年內再度中風機會高達三成，是一般人的15倍高。中風後第一年最危險，100個中有13個再度中風，第二年到第四年則是4％，可怕的是再度中風後許多病人變成臥床癱瘓[176]。為什麼會再度中風呢？主要原因是因為腦中風病人通常原來罹患有高血壓、糖尿病、肥胖、心臟病與周邊血管病變。中風後，病人這些問題如果沒有控制好，還是有機會再中風。全身垂直律動可以減少心臟血管疾病、糖尿病與肥胖，已經詳述於第9章、第10章與第11章。所以可以直接或間接降低中風機會，並透過其增加肌肉力量、柔軟度、肌肉協調與平衡能力以協助病人復健與恢復正常功能。

　　腦中風有兩類：「出血型中風」只占13％，其餘87％都是「阻塞型中風」。阻塞的原因不外是血管慢慢狹窄引起的「血栓」，或從遠處血管漂流過來的栓子導致的「栓塞」。由於「血栓」或「栓塞」都與血液形成的血塊有關，全身垂直律動可以有效抑制血液凝塊的形成，因此可以降低腦中風的風險。全身垂直律動是如何影響血液凝結系統呢？原來血液凝固過程是兩個蛋白質互相對抗的結果。（1）「組織型血纖維蛋白溶解酶原活化劑」（tissue-type plasminogen activator，tPA）：這是一種由血管內皮細胞分泌的蛋白質，它是一種酵素，主要的功能是將血液凝固過程中的「血纖維蛋白溶解酶原」轉化成「血纖維蛋白溶解酶」，簡單來說，有此酵素會抑制身體的凝血原凝固成血塊，增加此酵素便可以降低身體血管的栓塞。（2）「第一型血纖維蛋白溶解酶原活化劑抑制劑」（plasminogen activator inhibitor，PAI-1）：它是對抗tPA的蛋白酶，可以從血管或脂肪細胞分泌，有了它就容易形成血塊。簡單來說，增加PAI-1就會加速栓塞的形成。

　　美國伊利諾州波爾州立大學的波耳（Boyle LJ）知道全身垂直律動可以降低動脈硬化及脂肪堆積，所以他推測律動應該可以影響這兩個血管重要指標，他找20位健康年輕人（平均23.8歲，BMI 25.6）來做實驗，將這些人分成3組：運動組、律動組與運動加律動組，三組人並做交叉實驗。前後比較時，結果是對於健康有好處的tPA的增加，在運動加律動組為0.87 v.s. 3.21，明顯高於運動組的0.71 v.s. 2.4或律動組的0.83 v.s. 1.00。相反的，對於健康不利的PAI-1的減少在運動加律動組為6.54 v.s. 4.89，明顯低於運動組的9.76 v.s. 7.48，或律動組的5.68 v.s. 5.84。可見純律動似乎沒有加強血管內纖維溶解作用，但是如果加上蹲姿運動，則會比純運動加強許多，也可降低血栓或梗塞的可能危害[117]。

　　總結以上垂直律動與腦中風的關係，垂直律動對於腦中風病人可以（1）增加腦部血氧循環，降低腦部缺氧的後遺症；（2）加強血管內纖維溶解作用，降低血栓的形成，預防再度中風；（3）對於急性中風後的病人可以改善收縮力量、肌肉活動力、本體覺及姿勢控制；（4）對於慢性中風病人，可以增加肌力、改善姿勢，增加平衡協調、柔軟度與關節活動力，增加走路的速度與距離，預防跌倒與增加生活品質。（請參閱第6章與第8章）

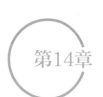

第14章 律動協助關節炎及骨關節手術後復健

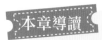

本章導讀

　　膝蓋的退化性關節炎是老人非常常見的毛病，全身垂直律動可以改善退化性關節炎病人的肌肉力量與膝蓋伸展力量，而且可以改善膝蓋本體覺。近來，由於骨科手術的進步，許多人接受骨關節置換或植入人工骨頭。

　　對於接受這些「骨植體」手術者，律動可以明顯增加骨頭植體接觸及植體旁骨比例，表示律動有刺激新骨生成作用。對於接受全膝置換手術病人的膝蓋伸展能力、活動力與膝收縮力，律動後都有明顯的進步。可見垂直律動可以取代傳統的阻力訓練，幫助骨科手術後病人的功能恢復。

14.1>>律動改善退化性關節炎

　　膝蓋的退化性關節炎是老人非常常見的毛病，也是老人無法走路的重要原因之一。丹麥福雷德瑞堡醫院（Frederiksberg）的睿斯醫生（Trans T），很想瞭解垂直律動對於這些有關節炎的病人是否有幫忙。經過1週兩次逐漸加強震動的8週訓練後，律動組如同正常老人他們的（1）肌肉力量；（2）膝蓋伸展力量都比對照組明顯進步。但睿斯還多做一項特殊檢查稱為「偵測被動運動

門檻」（threshold for detection of passive movement，TDPM），也就是老人感覺到身體被移動的角度大小，此為身體一種特殊的感覺神經稱為「本體感覺」所控制。本體感覺讓我們閉上眼睛仍然知道自己的四肢身體在那裡。所以如果比較敏感，表示身體的本體感覺較好。睿斯發現經過律動訓練後，膝關節炎老人的膝本體覺有明顯進步。可見全身律動對於關節炎老人，是一種安全便宜有效的復健方法[50]。

14.2>> 律動可增加手術後植體旁骨頭癒合

　　比利時天主教魯汶大學的小川（Toru Ogawa），首先利用脛骨骨折後接受鈦金鼠植體的42隻老鼠來實驗。一半接受律動訓練，在第3、7、14及25天觀察植體旁骨頭癒合情況及「植體與骨磨合狀態」。律動組採用1週5天，連續頻率，0.3g。到25天時注射放射氟[18F]化鈉，利用中子儀來偵測（1）骨頭植體接觸Bone-to-implant contact（BIC）；（2）植體旁骨比例peri-implant bone fraction（BF）。結果發現律動可以明顯增加骨頭植體接觸及植體旁骨比例（圖46），表示律動有刺激新骨生成作用[78]。

　　美國紐約大學的嘉曼（Garman R）則想證實律動會促成新骨生成作用。他利用特殊設計的律動設備來刺激8隻老鼠的左脛骨，而右脛骨則做為對照組。經過3週，以0.3g律動時，幹骺端骨樑生成速度增加88%，而且礦物質面積增加64%（$p < 0.05$）。以0.6g律動時，則增加66%及22%（$p < 0.05$）。老鼠切片看左腳脛骨的變化只發生在骨骺處，骨骺的皮質區變寬（+8%）而且變厚（+8%）。可見即使輕微的律動0.3g，都可以刺激新骨生成並改變骨頭形態[79]。

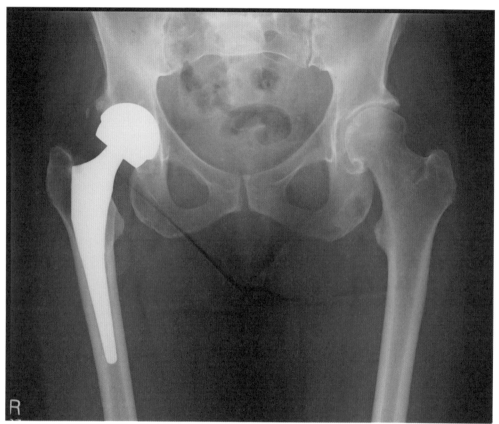

（圖46）骨頭植體手術後，接受垂直律動可以增加癒合

14.3>>律動可增加膝蓋置換手術後的伸展與收縮力

　　現在要找人來實驗了，美國猶他州楊百翰大學（Brigham Young）的約翰生（Johnson AW）找來16位剛接受全膝置換手術病人，一組接受全身垂直

124

律動，一組接受漸進性的阻力訓練，比較二者復健的效果。以「意願最大肌肉收縮力」及「起來走3公尺遠，再走回坐下的時間」，衡量膝蓋伸展與活動力，兩組都有明顯的進步。膝收縮力律動組增加84.3%，阻力組77.3%（$p <$ 0.01），起立走步測驗，律動組增加31%，阻力組32%（$p < 0.01$），但兩組之間並無差異，也沒有任何不良副作用。表示垂直律動與傳統的阻力訓練不分軒輊（圖47），可以幫助骨科手術後病人的功能恢復[80]。

　　總結來說，垂直律動可以代替傳統的阻力訓練，對於骨科手術後或使用人工關節病人，可以增加骨頭的癒合，增加骨頭新生，強化關節附近的肌肉力量，並加強術後功能的恢復。

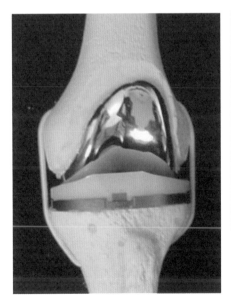

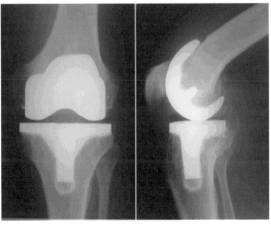

（圖47）全膝置換手術病人接受垂直律動後，可以改善膝蓋功能

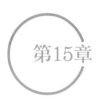

第15章 **律動改善纖維肌痛
與慢性疲勞**

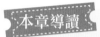

本章導讀

　　「纖維肌痛」病患當中有長期的全身到處痠痛、僵硬及慢性疲勞，這種疼痛是來自肌肉以及周圍的軟組織。病人常抱怨身上很多位置疼痛，臨床上則可以發現這種病人有許多壓痛點，多半位於頭部、肩膀、上背部、腰部及臀部。

　　而「慢性疲勞症」患者身體出現無法解釋的持續或反覆發作的嚴重疲勞，非因過度勞動所致，且疲勞無法經過休息改善，期間超過6個月以上，導致身體功能明顯下降的情況，經常伴隨記憶力或注意力缺損、勞動後極度疲憊、睡眠無法改善疲勞、肌肉酸痛、多發關節痛、嚴重頭痛、重複發生的喉嚨痛、頸部或腋下淋巴結腫痛。

　　這兩種惱人的慢性毛病，現在醫學雖還未完全釐清它們的機轉，但許多專家認為它們是同族群的問題，也就是源自於神經肌肉過度激發的失調。律動加上運動是一種有效改善纖維肌痛的疼痛與慢性疲勞的安全方法。

15.1>>律動幫助纖維肌痛

「纖維肌痛」（fibromyalgia）是臨床上一種常見，但不容易治療的毛病。纖維肌痛病患當中有80％會有長期的全身四處疼痛、僵硬及慢性疲勞，這種疼痛是來自肌肉以及周圍的軟組織。病人常抱怨身上很多位置在疼痛，臨床上則可以發現這種病人有許多壓痛點，多半位於頭部、肩膀、上背部、腰部及臀部（圖48）。

西班牙巴塞隆納大學的傑力（Alentorn-Geli E）對於律動是否對這類病人有助益加以研究。他將病人分成三組：（1）律動加運動組；（2）運動組；（3）對照組。疼痛、疲勞、僵硬與憂鬱利用「摹擬視覺計分表」（visual analogue scale）評分，而「纖維肌痛衝擊問卷」（fibromyalgia impact questionnaire）則用來衡量期前與期後成效。經過6週後，他發現律動加運動組比起對照組，疼痛與疲勞兩項都分數明顯降低。有趣的是，運動組反而沒有改善。可見律動加上運動是一種有效改善纖維肌痛的疼痛與疲勞的安全方法[51]。

西班牙埃斯特雷馬杜拉大學（Extremadura）的古西（Gusi N）以纖維肌痛病人41位分兩組，律動組採用每週3次，45-60秒，重複6次12.5-Hz共12週的以側姿（lateral posture）的全身垂直律動，結果訓練後，纖維肌痛震動組的病人動態平衡進步36％，但對照組沒有改變，可見律動可以協助纖維肌痛病人的動態平衡[71]。

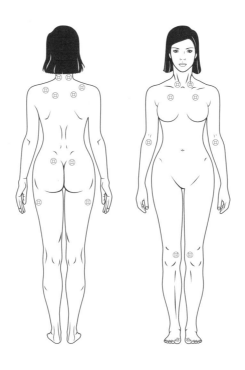

（圖48）纖維肌痛（Fibromyalgia）常見
的身上壓痛點，也是診斷的標準

15.2>>協助慢性疲勞症病人

慢性疲勞症（chronic fatigue syndrome）是指身體出現無法解釋的持續
或反覆發作的嚴重疲勞，非因過度勞動所致，且疲勞無法經過休息改善，期間
超過6個月以上，導致身體功能明顯下降的情況，經常伴隨記憶力或注意力缺
損、勞動後極度疲憊、睡眠無法改善疲勞、肌肉酸痛、多發關節痛、嚴重頭
痛、重複發生的喉嚨痛、頸部或腋下淋巴結腫痛（圖49）。

　　這個惱人的慢性毛病其實與纖維肌痛可能是同族群的疾病，原因可能都是因為神經肌肉的功能失調（neuromuscular dysfunction），尼吉斯（Jo Nijs）指出它們的核心問題在於「中樞神經過敏」[72]。

　　既然是肌肉神經問題，而且纖維肌痛治療效果不錯，或許也可以嘗試以垂直律動來處理這難治的毛病，義大利基耶地-佩斯卡拉大學（G. D'Annunzio）的薩基尼（Saggini R）以有氧運動加上律動治療慢性疲勞症半年，結果他發現檢查壓痛閾值及使用「摹擬視覺疼痛計分表」，這些病人都有明顯的進步[73]。

　　由於全身垂直律動的作用原理主要就是「張力震動反射」，也就是指律動後產生神經肌鍵的局部反射（請參考第24章：律動「張力震動反射」理論）。而現在醫學發現的「纖維肌痛」或「慢性疲勞症」則是由於神經肌肉功能失調或「中樞神經過敏」導致的疾病。律動在調整及適應神經肌肉反射可能可以降低此兩種慢性疼痛疾病的神經肌肉功能失調或「中樞神經過敏」，因而改善症狀。它的機轉可能與律動解除背痛的原理類似，也就是疼痛與律動傳導一起使用較大直徑的「傳入神經」，所以當此神經線路被低頻震動覺占據時，痛覺就會降低緩解（參閱第7章　律動降低背痛）。但是此方面的臨床報告還不夠多，尚需更多的實驗與研究證實。

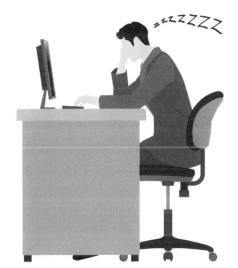

（圖49）慢性疲勞症

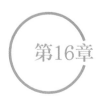

第16章　律動改善帕金森氏症

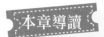

本章導讀

　　「帕金森氏症」與「腦中風」及「失智症」並列為老年人的三大疾病，影響老人的健康甚巨。病因目前仍未完全清楚，主要原因是因為大腦基底核以及黑質細胞快速退化，因此無法製造足夠的神經傳遞物質「多巴胺」。有手足顫抖、僵硬、動作緩慢、站立不穩等主要症狀，同時合併有臉部表情木納、上身前傾、走路緩慢、小碎步的步行等。由於運動障礙，基本上他們都無法從事平常的運動，而需要全身被動性的運動，研究顯示，全身律動對於帕金森氏症姿勢控制效果很好。

　　加拿大金（King）的研究發現律動改善所有帕金森氏症症狀，運動功能及其他功能表現也都進步。精確的說，肢體僵硬度降低，顫抖減少，步伐距離加大，執行「大頭釘板測驗」速度加快。所以，金認為全身垂直律動是治療帕金森氏症非藥物的替代品；而德國歌德大學哈斯（Haas CT）的研究團隊則說：「律動機可以當做物理治療帕金森氏症患者的輔助器材。」

　　「帕金森氏症」與「腦中風」及「失智症」並列為老年人的三大疾病，影響老人的健康甚大。病因目前仍未完全清楚，主要原因是大腦基底核（basal ganglia）以及黑質（substantial nigra）細胞快速退化，因此無法製造足夠

的神經傳遞物質「多巴胺」。多巴胺這種神經傳遞物質是腦內重要的「訊息傳遞信差」，用它來指揮肌肉的活動與姿勢的控制。如果缺乏足夠的多巴胺，就會產生各種的活動障礙，主要症狀有手足顫抖、僵硬、動作緩慢、站立不穩等，同時合併有臉部表情木然、上身前傾、走路緩慢成為小碎步的步行等（圖50）。在治療主要以左多巴（L-Dopa）補充為主，另輔以促動劑及多巴胺代謝抑制劑，如有明顯顫抖也可併用抗乙醯膽鹼。

16.1>>全身律動改善帕金森氏症的姿勢控制、僵硬與顫抖症狀

關於律動與帕金森氏症的研究較多，成果看來都不錯。愛柏巴哈（Ebersbach）是德國專門治療帕金森氏症診所醫生。他比較傳統復健與全身律動對於藥物治療不佳的帕金森氏症患者的效果。經過5週30次的治療及四週的追蹤後，他發現全身律動與傳統復健方法成果不分軒輊。但全身律動對於姿勢控制效果又更好，使用精密的「計量動態姿勢圖」（Quantitative dynamic posturography）發現全身律動組有進步，而傳統復健組沒有[64]。

金（King LK）是加拿大威爾弗里德·勞里埃大學（Wilfrid Laurier University）教授，他利用專業的「統一帕金森氏症計分量表」（the Unified Parkinson's Disease Rating Scale，UPDRS）來分析步伐，與使用「有溝槽的大頭釘板」（grooved pegboard test）做上肢控制能力測驗。在經過律動訓練後，患者的所有症狀、運動功能及功能表現都得到改善。精確的說，肢體僵硬度降低，顫抖減少，步伐距離加大，執行大頭釘板測驗速度加快。所以，金的結論是：「律動是治療帕金森氏症非藥物的替代品」[179]。

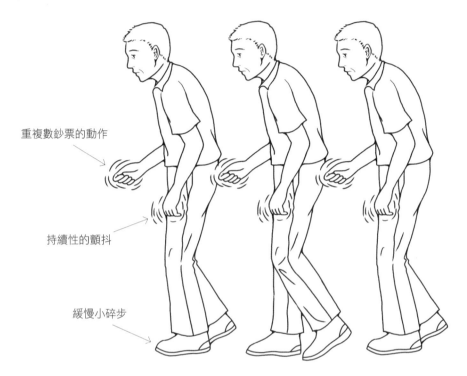

重複數鈔票的動作

持續性的顫抖

緩慢小碎步

（圖50）帕金森氏症有顫抖、僵硬與行動緩慢三種特徵，此圖是參照威廉‧
理查‧高爾斯爵士（Sir William Richard Gowers）於1886年發表的圖重繪

16.2>>全身律動改善帕金森氏症的運動功能

哈斯（Haas CT）是德國歌德大學的教授，他也做了類似的實驗，結果是
這些經過律動治療的帕金森患者的運動功能有明顯進步（＋17％，採用統一帕
金森氏症計分量表來分析）。作者還將實驗組與對照組互相對調再研究一次，
發現結果一致。其他進步較明顯的有顫抖與僵硬分數，各進步25％和24％。哈
斯認為這些成果不可能只是周邊感覺神經的關係，而是律動活躍了相關協助的
運動區及神經傳導功能[180]。

16.3>>全身律動改善帕金森氏症是安慰劑效應嗎？

但是西班牙拉科魯尼亞大學（La Coruna）的阿里斯（Arias P）不認為這些進步是因為運動區或神經傳導系統被激化，他認為只是安慰劑效應。他的實驗結果很奇特，律動組與對照組的前測、後測，不管在步伐、UPDRS、運動UPDRS、平衡、伸觸、大頭釘板都有明顯進步（p＜0.001）。所以，他認為律動也只是安慰劑效應[181]。

不過，這倒不見得是律動組的成績進步純粹只是因為心理作用。美國芝加哥聖路加醫學中心的高茲（Goetz CG）曾研究過帕金森氏症患者的安慰劑效應，他認為很可能是現在採用的評估表如「統一帕金森氏症計分量表」（UPDRS）或「日常生活功能量表」（ADL）都不夠敏感，導致錯誤的結論[182]。

從以上的研究成果，許多學者都肯定全身律動治療帕金森氏症的效果。正如德國歌德大學哈斯的研究團隊所說：「律動機可以當做物理治療帕金森氏症患者的輔助器材（WBV can be regarded as an additional device in physical therapy in PD）[181]。」

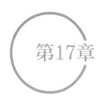

第17章　**律動改善脊髓損傷**

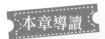

　　脊髓受傷患者，受傷位置以下會全部癱瘓。這種脊椎神經性的傷害，會導致肌肉的神經性萎縮，依照受傷位置，基本上是下肢半癱，加上上肢部份癱瘓或全癱，因此患者完全無法運動，他們的大小便全部無法控制，需要導尿管與通便，受傷肢體很快產生神經性的萎縮，而且現在的醫學尚無法恢復他們的功能。這種人極需要一種協助他們恢復功能的被動性運動，全身垂直律動是有效安全的運動，研究顯示可以改善他們的走路速度、增加步調協調、增加步伐、增加柔軟度，使得腳部血液的循環速度增加，並增加腳肌肉的質量，降低腳四頭肌痙攣，還可以預防病人的其他感染。

　　脊椎在身體後面中間，上接大腦，下接肢體，是人體周邊神經傳入大腦中樞，及大腦中樞傳出神經控制肌肉肢體的配電所。如果脊髓受傷，受傷位置以下會全部癱瘓。到現在為止，還沒有特別有效的方法可治療這種傷害，所以許多專家會嘗試全身律動這種安全便宜的物理治療。

　　邁阿密大學的尼斯（Ness LL）利用律動治療17位脊髓損傷超過一年的病人，劑量是45秒4次，每週3天，全部12次。他發現走路速度有明顯進步，1分鐘增加3.7公尺（p＜0.001）。走路速度增加的理由是因為（1）增加步調（cadence）；（2）無論有力或無力的腳，步伐都增加；（3）雙腳的協同作

用增加，上述都觀察到有統計意義的進步[66]。

　　西班牙身體失能研究中心的赫瑞羅（Herrero AJ）發現上述的走路進步來自於律動會使得腳部血液的循環速度增加，進一步增加腳肌肉的質量[67]。

　　脊髓損傷會產生許多肌肉問題，從輕度的「肌強直」到嚴重的「肌緊張」、「肌肉痙攣」、「非自主運動」都有。「痙攣」是脊髓損傷的常見反應之一，尼斯分析這些有脊髓損傷病人的腳痙攣在律動訓練後是否改善？結果發現脊髓損傷病人的腳四頭肌痙攣，有明顯改善，它的作用不是在律動後馬上改善，而是延遲的，進步卻可以持續8天之久[68]。

　　德國科隆大學的魏斯（Wirth F）為了進一步瞭解律動對於脊髓損傷病人的影響，使用正常與脊髓損傷老鼠做實驗。發現在受傷後第7天給予律動效果不好，但第14天給予效果很好。給予律動後，體重支撐能力明顯進步，在6-12週中完全恢復，並且脊椎處神經突觸的終端密度在第12週重新回復。更神奇的是在受傷後第6-12週，這些第8天開始律動的老鼠的膀胱功能明顯改善。這是脊髓損傷的動物實驗改善功能首次發現[69]。

　　全身律動的機轉在於「張力震動反射」，也就是指律動導致肌肉收縮而引起身體的平衡反應（請參考第25章律動機轉）。但對於脊髓損傷病人，由於缺乏肌肉收縮反應，律動成果如何產生的呢？

　　多倫多復健機構的山亞克（Sayenko DG）以脊髓損傷病人的比目魚肌H-反射來研究（註：所謂H-反射為一個單一突觸的脊椎反射）。他發現這些病人接受垂直律動時，脊髓損傷病人脊椎的運動神經興奮調適，並不需要透過下肢的肌肉收縮就能達成。可見律動的確可以協助脊髓損傷病人復健，但其原理不同於正常人[70]。

　　臺灣大學也有類似的研究，發現低頻率與低振幅可增加脊髓損傷病人柔軟度，並預防病人的其他感染。

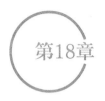 第18章

律動改善腦性麻痺與多發性硬化症

 本章導讀

腦性麻痺是嬰幼兒或孩童由於尚未成熟的腦部，受到非進行性、非暫時性之腦部神經損傷，造成動作及姿勢發展上的障礙，進而導致活動上及日常生活的限制。

而多發性硬化症也是神經系統的疾病，原因在於中樞神經的髓鞘退化、死亡與消失。髓鞘消失會嚴重影響神經的傳導功能，最後會破壞感覺、運動、認知和其他神經系統的傳導與功能。

這兩種神經系統毛病都導致運動失衡無法運動，需要復健與被動性的全身運動。研究顯示律動可以協助腦性麻痺孩童的走路功能，減少雙膝的痙攣，增加肌肉力量，改善運動功能，也可以改善多發性硬化症的走路功能與姿勢控制。

腦性麻痺是嬰幼兒或孩童由於尚未成熟的腦部，受到非進行性、非暫時性之腦部神經損傷，造成動作及姿勢發展上的障礙，進而導致活動上及日常生活的限制。腦性麻痺孩童除了動作問題之外，通常伴隨著感覺、知覺、認知、溝通、學習、記憶及注意力等神經心理障礙，但最主要的症狀就是運動障礙，而運動障礙有許多類型，包括麻痺、偏癱、痙攣、運動失調、徐動及不自主性運動（圖51）。

　　這些神經肌肉的問題讓醫生覺得律動或許可以幫忙改善腦性麻痺者，有兩個實驗證明效果不錯。路克（Ruck J）是加拿大史耐樂孩童醫院（Shriners）的醫生，他用20名腦性麻痺的孩童做6個月的律動治療，發現訓練組平均走路速度每分鐘增加2.8公尺（p=0.03）。可見律動可以協助恢復腦性麻痺孩童的走路功能[74]。

　　而瑞典丹德呂德大學醫院（Danderyd）的安伯格（Ahlborg L）則以14位腦性麻痺，有痙攣雙癱的成人來做實驗，一半為接受律動訓練，一半接受阻力訓練。經過8週，律動組雙膝的痙攣明顯的減少（使用一種測量痙攣的量表稱為「亞許渥斯量表」Ashworth scale），而且整體運動功能分數明顯提升。肌肉力量方面，使用「等速運動測試訓練儀」（isokinetic dynamometry）測量，在30度速度時，阻力組明顯增加，在90度速度時，兩組都明顯增加。可見律動可以協助腦性麻痺病人的運動功能[75]。

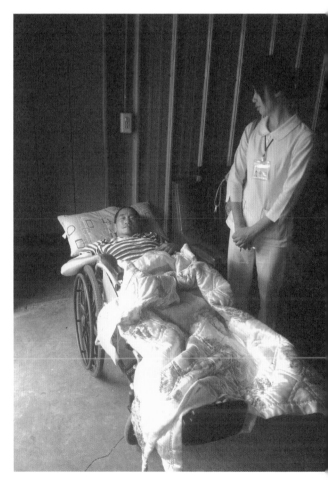

（圖51）腦性麻痺運動障礙有許多類型，包括麻痺、偏癱、痙攣、運動失調、徐動及不自主性運動

18.1>>律動與多發性硬化症

多發性硬化症（multiple sclerosis）也是神經系統的疾病。神經基本上像電線，外面包裹有一曾隔緣的外皮，這層神經外皮稱為「神經髓鞘」（myelin sheath）。多發性硬化症的原因就在於中樞神經的髓鞘退化、死亡與消失。髓鞘消失會嚴重影響神經的傳導功能，最後會破壞感覺、運動、認知和其他神經系統的傳導與功能。原因不清楚，可能與遺傳、感染、自體免疫或有機磷中毒有關。至今去髓鞘的機轉還未完全清楚，但明顯與自體免疫像T細胞、巨噬細胞等參與有關。多發性硬化症的一般症狀有平衡失調、痙攣及運動無力，尤其是下肢肢體與遠端肌肉的影響較為嚴重。

許弗瑞德（Schuhfried O）在維也納醫學大學執行一個嚴格的隨機分配雙盲實驗，介入組給予垂直律動（頻率2.0-4.4Hz，幅度3mm，每次1+1min），對照組則給予皮下刺激電流，測量姿勢控制、運動能力及功能性測試，測試前一次，測試後三次，15分鐘，1週後及2週後。

結果是（1）起來走3公尺遠，再走回坐下的時間明顯進步（p=0.041），減少1秒（-1 v.s. +0.7），但第一週更明顯；（2）姿勢控制測驗明顯比對照組進步（+7.0 v.s. +0.3）；（3）功能性測試：沒有差異。可見律動治療對於多發性硬化症的運動與姿勢控制有幫助[76]。

傑克遜（Jackson KJ）是美國俄亥俄州的代頓大學（Dayton）教授，他想瞭解如果律動對於多發性硬化症有用，那最好的頻率是多少，他募集15位患者，給予2或26Hz，30秒的律動，看看他們肌力與扭力。在律動後1、10、20分鐘檢查3次。他發現兩組沒有統計學意義的差異，但在26Hz大腿四頭肌與小腿比目魚肌有一致性的肌扭力增加[77]。

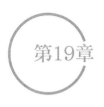

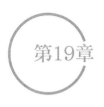第19章 **律動改善 慢性阻塞性肺病**

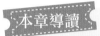**本章導讀**

　　「囊狀纖維化」是一種遺傳的肺部疾病，因為全面性的外分泌腺體功能不足，導致黏膜分泌物的黏度增加，造成外分泌腺管纖維化及囊狀化，此病臺灣人少見，多是西方人。慢性阻塞性肺病則是由於氣道阻塞導致換氣障礙，因此病人會有氣喘、呼吸困難或氧氣不足現象，常見於肺氣腫、慢性支氣管炎、塵矽症或陳舊性結核病人身上。這些人使用全身垂直律動，研究指出可以改善肺囊狀纖維化患者的肺部肌肉功能，對於慢性阻塞性肺病患者，也可以改善他們的行走距離、運動能力、日常生活能力，並改善自行咳痰的能力。

19.1>>律動改善肺囊狀纖維化

　　囊狀纖維症（cystic fibrosis）是一種遺傳的肺部疾病，因為全面性的外分泌腺體功能不足，導致黏膜分泌物的黏度增加，造成外分泌腺管纖維化及囊狀化。由於囊狀纖維化會導致肌肉萎縮，肌功能喪失，病人會產生支氣管擴張、慢性呼吸道阻塞、濃稠的痰及慢性氣喘現象，最後會導致缺氧、肺動脈高血壓與心臟衰竭。目前仍沒有特殊有效的治療方法。律動可以幫助這種病人。

德國柯隆大學的里謝爾（Rietschel E）以十位肺囊狀纖維化患者，接受站立垂直律動，每天兩回合的訓練，一回合是三次各3分鐘的震動，每週五次，為期三個月。結果顯示椅子上站起測驗明顯進步，站起時間減少（p=0.03），最大力道（p=0.02）、最大力量（p=0.01）及速度（p=0.02）都增加，兩腳跳躍的最高力道（p=0.02）與速度（p=0.01）也都明顯增加。雖然呼吸指標第一分吐氣量（FEV1）及肺活量（FVC）沒有明顯進步；但實驗顯示全身律動訓練能夠改善肺囊狀纖維化患者的肌肉功能[85]。加拿大東安大略兒童醫院的羅斯（Roth J）也得到相似的研究結果[86]。

19.2>>律動改善慢性阻塞性肺病患者

慢性阻塞性肺病是由於氣道阻塞導致換氣障礙，因此病人會有氣喘、呼吸困難或氧氣不足現象，常見於肺氣腫、慢性支氣管炎、塵矽症或陳舊性結核病人身上。葛洛克（Gloeckl R）是德國秀恩診所（Schoen Klinik）的醫生，他找來82位肺功能都很差已到第三或第四期的慢性阻塞性肺病患者做研究。律動組每次3分鐘，3次採蹲姿運動的律動訓練，每週3次。他發現比起對照組，律動組（1）6分鐘行走距離明顯增加（+27cm，p=0.046）；（2）起立坐下時間則明顯減少1.9秒（p=0.067）。可見律動對於慢性阻塞性肺病患者確實可以改善他們的日常生活能力[129]。

對於囊狀纖維症、肺結核、慢性支氣管炎、支氣管擴張、塵矽症或其他因為抽煙、感染或空氣汙染等所引起的「慢性阻塞性肺病」，由於最後的病理機轉類似，因此全身律動訓練應該能夠改善這些慢性肺病患者的肌肉功能，也改善自行咳痰的能力。

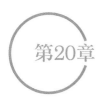

第20章　律動改善臥床病人功能及慢性便祕

本章導讀

　　無論何種原因的無法行動需要臥床都會很快引起骨質疏鬆、肌肉萎縮，甚至關節退化與褥瘡，所以需要全身被動運動的協助。研究指出全身垂直律動可以減少肌肉萎縮，減短肌肉萎縮時間，而且增加骨椎板。

　　便祕有許多原因，全身垂直律動可能對於慢性功能性便祕有幫忙，但全身垂直律動治療便祕的研究尚不足。

20.1>>律動降低受傷或生病時的背部肌肉萎縮

　　德國柏林里察特肌肉骨骼研究中心的貝拉維（Belavý DL）想瞭解在受傷臥床後，接受律動阻力訓練與未接受律動對於脊椎旁及下背肌肉的影響。所以他以20位健康年輕人做研究，先臥床8週，再以最新的核磁共振儀追蹤6個月。他發現脊椎的多裂肌（multifidus muscle）萎縮現象並沒有完全被阻止，但比起對照組明顯減少許多（p=0.024）。而且它的萎縮時間較短，不像對照組長達3個月（p＜0.006）。脊椎變長及椎板區增加也比較少（p=0.041）。整體看，脊椎形態與橫切面肌肉改變為部份正相關（p＜0.001）[90]。

20.2>>律動與慢性便祕

便祕是許多人的毛病，難啟齒，不舒服，影響生活品質極大。人口中有此種問題的極多，尤其是女性與老年人特別容易有便祕問題，盛行率達三成。主觀性把如廁次數當作標準是不適宜的，醫學上便祕的定義是有至少25％以上的腸蠕動需要用力，或感覺排不乾淨，或感覺直腸肛門處阻塞，或需要人為去排除，或大便質太乾太硬，或每週解便少於3次。便祕原因也很多，從輕微的沒時間上廁所到腸子腫瘤都有。簡單分類如下：（1）神經因素：如腦中風、帕金森氏症、腦性麻痺、脊椎損傷、失智症、腦瘤、肌肉萎縮症、多發性硬化症及巨腸症；（2）藥物副作用：如抗膽鹼藥、利尿劑、含鈣或鋁制酸劑、抗憂鬱藥、抗癲癇藥、鐵劑、含嗎啡製劑等；（3）代謝與內分泌問題：如糖尿病神經病變、甲狀腺低下、副甲狀腺亢進、低血鉀、高血鈣；（4）腫瘤：如大腸癌或息肉、骨盆腔腫瘤壓迫；（5）自體免疫疾病如皮肌症硬皮症；（6）精神因素：如憂鬱症；（7）不明原因：如腸躁症，這種病人占的比例最高，由於長期便祕經常會使用軟便劑，而更造成排便習慣不良。

可見影響便祕的因素極多，治療方式當然也不只一種。對於腦中風、帕金森氏症、腦性麻痺、脊椎損傷所引起的便祕，在前面章節已經介紹過，律動可以改善這些病變，同時也改善它們引起的便祕問題。律動可以改善便祕問題，可能是透過神經肌肉傳導與肌腱反射，改變腸子的蠕動與排便機能，可惜的是這方面的研究還不多。

　　彰化基督教醫院復健科吳宗儒醫生的研究可能是世界第一篇。他研究28位慢性功能性便祕者，一半給予律動訓練，實驗組接受每週3次，每次15分鐘，2mm，12Hz的律動為期2週。他發現無論是便祕嚴重指標或大便阻塞分數都比對照組有明顯降低，但是疼痛與健康生活品質指標則沒有進步[139]。表示短暫的律動即可改善慢性便祕患者。此部份的研究還在萌芽階段，還需更多的研究來證實。

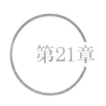

第21章 **律動改善年輕人 運動功能**

　　此章討論年輕非運動員的全身垂直律動效果，關於運動員的部份則於下一章討論。「全身垂直律動」在年輕人身上效果不錯，研究顯示16週的垂直律動，年輕人的跳躍高度增加而下肢的伸展力量也增加。另外的研究顯示可以降低姿勢的搖擺，增加各角度的等速力量，因此強化靜態平衡與膝蓋力量。而跳躍高度的增加表示透過垂直律動，下肢的神經運動傳導適應提升。

　　上面我們花許多篇幅，主要介紹全身律動對於老年或失能族群的好處。但律動機原始發明的目的，其實不是為了老年人、失能人士或無法運動的族群，而是為了訓練年輕力壯健康的太空人。以下我們將說明律動訓練對於年輕人，就像對於老年或失能族群一樣，可以改善他們的骨骼關節肌肉系統，而且還可以強化他們的肌力、爆發力、彈跳力、柔軟度及耐力。下一章律動與運動員則是本章的延續，討論年輕運動員的律動成果。

21.1>> 律動提升年輕人的跳躍力、膝蓋力量與穩定度

芬蘭UKK機構的多維尼（Torvinen S）以56位健康非運動員18-38歲的青年來做16週的垂直律動實驗。結果是這些年輕人的跳躍高度增加8.5%（p=0.001），而下肢的伸展力量在12週時增加3.7%，但在24週時差異變少。其它三個指標，折返跑、握力與平衡測試則沒有差異。所以多維尼結論：跳躍高度增加表示透過垂直律動，下肢的神經運動傳導適應（neuromuscular adaptation）提升[21]。

史匹里波羅（Spiliopoulou SI）在希臘的亞里斯多德大學進行38位，平均33歲年輕婦女的律動研究，時間12週，測驗靜態平衡、姿勢搖擺、向心、離心的膝蓋伸展與內曲力量。結果發現律動訓練後：（1）姿勢搖擺減少；（2）各角度的等速力量都增加。可見垂直律動對於中年婦女可以強化靜態平衡與膝蓋力量[23]。

德國弗萊堡大學（Freiburg）的梅恩玉（Melnyk M）也研究垂直律動對於年輕人的膝蓋穩定度影響。他使用0.6g，4mm，60秒兩次的律動後，再利用肌電圖測量膕繩肌（hamstring）的「短延遲時間反應」（short latency responses，SLR）及「中延遲時間反應」（medium latency responses，MLR）。

結果顯示在律動後並沒有時間延遲，但膕繩肌的短延遲時間反應量變大，而且最大脛骨活動（Maximum tibial translation）明顯減少（p=0.031）。所以梅恩玉結論：在單次的垂直律動後，因為神經肌肉層次的短期適應，而增加膝蓋的穩定度[26]。

　　澳洲CQ大學研究員哈姆瑞斯（Humphries B）的研究成果，他募集51位健康年輕婦女（平均21歲）做實驗，將她們分成三組：全身律動組、全身律動加阻力訓練組及對照組，研究時間為16週，目標在檢查骨質密度是否有差別。最後的結果是律動組的股骨頸密度增加2.7％，律動加阻力訓練組的股骨頸密度增加1.9％，且脊椎密度增加0.98％[10]。

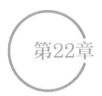第22章 **律動訓練運動員**

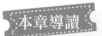本章導讀

　　由於全身垂直律動可以改善強化肌力、彈性、爆發力與平衡，所以現今大量被使用在健身界與運動界。研究成果顯示垂直律動組明顯增加立即測驗與8分鐘測驗的尖峰力量，在比賽前給予，可以提升比賽的表現。

　　可以增加垂直跳躍能力，不僅是跳躍力，也可以增加兩側膝伸展的力量及柔軟度，預防肌肉或韌帶的運動傷害，並能夠增加肌肉的活動力；如果在垂直律動加上負重，則可以進一步增加肌肉的活動力。另外，全身垂直律動也可以幫助運動員熱身。

　　現在全身垂直律動已經普遍使用於訓練各種選手，本篇包括有舞蹈選手、籃球選手、排球選手、短跑選手、快速滑板溜冰選手、曲棍球選手、體操選手。

　　上面我們曾提到蘇聯發明全身垂直律動機，當做祕密武器來訓練他們的太空人，使得蘇聯太空人停留在太空超過美國的120天。這事被揭發後，最熱心垂直律動訓練的不是太空人，而是全世界的運動員。比賽勝負常在數秒之間，所以運動員也需要有致勝的祕密武器。從1980年後，許多專家投入垂直律動對於各種運動員的訓練，並發表許多研究論文。

　　由於垂直律動可以改善強化肌力、彈性、爆發力與平衡，所以現今大量被使用在健身界與運動界（圖52）。以下我們花些篇幅討論垂直律動對於運動員的影響。

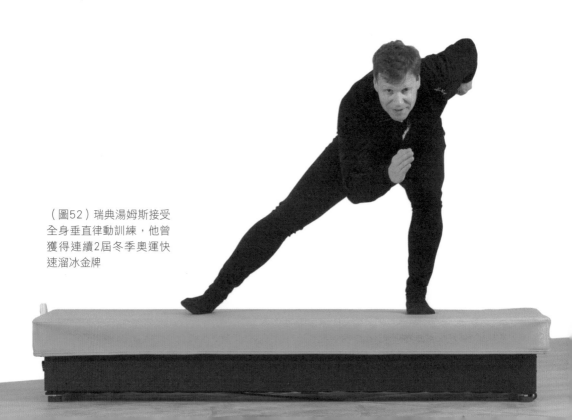

（圖52）瑞典湯姆斯接受全身垂直律動訓練，他曾獲得連續2屆冬季奧運快速溜冰金牌

22.1>>律動組增加尖峰力量

　　美國阿巴拉契亞州立大學（Appalachian）的麥布萊（McBride JM）研究垂直律動對於肌力輸出及運動神經穩定度的影響。一群年輕人分兩組，實驗組在律動機上運動，對照組只有運動無律動。肌力輸出及運動神經興奮度檢查很複雜，不詳細說明，基本上需利用肌電圖來測量肌肉最大收縮力。這個研究需要測量運動前及結束時立即、結束後8分鐘與結束後16分鐘三種。結果是垂直律動組明顯增加尖峰力量在立即測驗（＋9.4％）與8分鐘測驗（＋10.4％）（$p < 0.05$），然而運動神經興奮度並未增加，所以垂直律動如果在比賽前給予，可以提升比賽的表現[25]。

22.1.1　律動增加跳躍力、膝伸展力、柔軟性

　　英國愛丁堡大學的杜納（Turner AP）發現如果施以40Hz，30秒8mm律動訓練，可以提升運動員蹲下跳躍（countermovement jump）高度6％，其它頻率則沒有效果[29]。

　　美國加州大學的達比（Dabbs NC）得到相似的結果，但他是以30Hz，幅度6.5mm，一次30秒，共四次，中間休息30秒律動。雖然速度與力量沒有增加，但垂直跳躍明顯進步2.5公分（$p < 0.05$）[30]。

　　不僅是跳躍力，羅馬大學的法哥納里（Fagnani F）還發現在女性運動員身上，八週的律動訓練也可以增加兩側膝伸展的力量及柔軟度[38]。柔軟性的增加不僅可以提升運動員的表現，而且可以預防肌肉或韌帶的運動傷害。

22.1.2 律動機種類、年齡與性別會影響律動效果

馬里安（Marín PJ）在西班牙的歐洲大學，做了30篇垂直律動的文獻回顧及整合分析。他利用有效規模（effect size，ES）來分析影響肌肉力量的因素。他發現引發慢性調適最重要的因素是垂直律動的種類：垂直律動比滾式律動效果好（ES=0.99比0.36），其次的因素就是年齡，年齡越年輕，效果就越顯著[34]。

美國波爾大學的大衛（David M）則發現垂直律動對於蹲跳效果的表現，女性運動員明顯優於男性，似乎性別也是一重要的影響因素[37]。

22.1.3 加上負重可以進一步加強肌肉活動力

加拿大安大略大學的哈列耳（Hazell TJ）發現在45Hz的垂直律動機上運動，如果加上負重，可以進一步強化肌肉的活動力。他研究顯示單純垂直律動，可以增加肌肉的活動力2.5%（p < 0.05），而垂直律動加上負重則可以增加到3.5%，負重以體重的30%為準[31]。

22.2>> 垂直律動幫助運動員熱身

紐西蘭馬賽大學（Massey）的柯可瑞（Cochrane DJ）研究運動時的肌肉溫度，他發現如果使用垂直律動，每分鐘肌肉溫度上升0.3度，騎腳踏車溫度上升為每分鐘0.15度，而泡熱水為每分鐘0.09度（p < 0.001）。但以代謝速率來看，垂直律動卻與騎腳踏車相同，為每分鐘每公斤19毫升。可見垂直律動是一種極有效率，幫助運動員熱身的工具[33]。

22.3>>全身律動訓練舞蹈選手

　　最需要跳躍的運動可能就是舞蹈，所以中國文字稱為「跳舞」。英國伍爾弗漢普頓大學（Wolverhampton）的懷恩（Wyon M）發現以35Hz，每週兩次，一次5分鐘，訓練舞者六週，與對照組比較，垂直跳躍的高度就有明顯的增加（p＜0.05）[40]。

　　倫敦三一拉邦藝術學院（Trinity Laban）的馬榭爾（Marshall LC）同樣以垂直律動訓練舞者試驗，發現除了跳躍力進步外，舞者關節的主動活動範圍也有明顯改善[41]。

　　安尼諾（Annino G）在義大利羅馬的杜維嘉大學（Tor Vergata），以芭蕾舞者做研究，發現在給予律動加上負重訓練後，芭蕾舞者除了跳躍高度增加外，腿部推蹬（leg-press）力量與速度都有明顯的進步（圖53）。所以他結論説：「對於傑出的芭蕾舞者，全身垂直律動是有效的短期訓練方法，可以增加膝蓋的伸展爆發力。[42]」

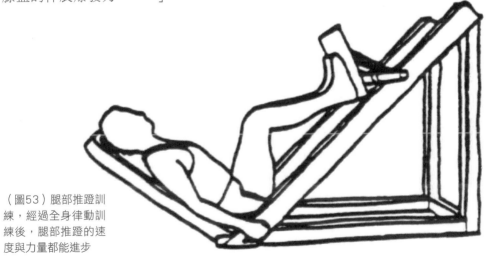

（圖53）腿部推蹬訓練，經過全身律動訓練後，腿部推蹬的速度與力量都能進步

22.4>> 全身律動訓練籃球選手

籃球是全世界最受歡迎的運動，除美國外，許多國家，包括臺灣都有職業籃球隊。垂直律動也可以幫助籃球選手有更好的表現。法國的寇松（Colson SS）以全身律動訓練籃球選手，經過四週與對照組比較發現膝蓋最大等長的力量明顯增加（p < 0.001），蹲跳高度也增加（p < 0.05）。可見垂直律動可以用來訓練籃球選手的膝關節與下肢的力量[39]。

22.4.1　律動增加爆發力與穩定度，15週勝過8週

西班牙吉羅納大學（Girona）的福特（Fort A）使用律動機訓練青少年女籃球運動員，他想瞭解訓練時間的影響，所以他將訓練分成兩期：第一期8週，接下來7週為第二期。他發現與對照組比較，跳躍力：第一期增加6.47％（p < 0.001），而第二期增加3.38％（p < 0.001），兩期加起來則增加10.07％（p=0.005）。「單腳站立」也是進步，以下資料分別為右腳與左腳：第一期增加10.12％（p < 0.001）及9.63％（p=0.002），兩期加起來則增加14.17％（p=0.001）及15.17％（p=0.004）。

另一個指標「重心傾斜的閉眼測驗」（lateral deviation of the center of pressure in the closed eyes test），訓練後都減少，資料為右腳與左腳：第一期減少22.20％（p=0.043）及34.77％（p < 0.001），兩期加起來則減少33.14％（p=0.027）及33.58％（p=0.043）[43]。也就是說，律動訓練可以增加青少年籃球隊員爆發力及肢體的穩定度。前8週訓練效果已經明顯，但延長訓練到15週效果更好。

22.5>>其他運動員的成果

22.5.1　排球隊員

排球運動需要很好的彈性與爆發力，美國北達科他州大學（North Dakota）的希格絲（Sarah Hilgers）以排球隊員做研究，發現經過垂直律動3天訓練後，一分鐘跳躍高度多2.5公分，五分鐘跳躍高度多1.6公分（p=0.034）[44]。

22.5.2　短跑選手

希臘是奧林匹克的發源地，也是馬拉松的故鄉。雅典大學的裴拉迪斯（Giorgos Paradisis）利用律動訓練短跑選手，來看效果如何。訓練6週，每週3次，2.5mm，強度2.28g。他發現在60公尺的短跑上：（1）10公尺、20公尺、40公尺、50公尺、60公尺的表現都進步2.7％；（2）步伐寬度增加5.1％，速度增加3.6％，踏步比率（step rate）減少3.4％；（3）爆發力及耐受時間增加7.8％[45]。

22.5.3　快速滑板溜冰選手

冬季快速滑板溜冰稱為skeleton，是極速競賽的一種，也是奧林匹克的比賽項目。澳洲運動研究機構的布洛克（Nicola Bullock）發現，在選手經過第一回的衝刺比賽後，第二回的比賽會受影響；但如果在中間休息時透過垂直律動的訓練，對於第二輪比賽具有正面影響（圖54）[46]。

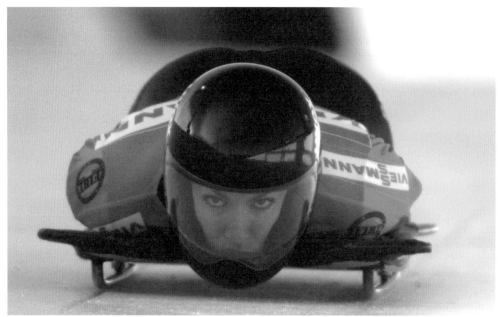

（圖54）冬季快速滑板溜冰skeleton運動透過律動有正面影響

22.5.4 體操選手

　　埃及紮加齊格大學（Zagazig）的哈密達（Hameeda A.A）研究女體操選手，他發現經過8週的垂直律動訓練後，女選手前手翻的各項功能指標，包括臂力、腹肌、背肌、腿肌和速度與柔軟度及技巧的表現，都有明顯進步（$p <$ 0.05）。所以，良好設計的垂直律動是適合體操選手的訓練方法[48]。

22.5.5　曲棍球選手

　　曲棍球是非常快速與劇烈的運動。紐西蘭馬賽大學（Massey）的柯可瑞（Cochrane DJ）發現，經過律動訓練後，球員的蹲跳有統計意義的增加3公分，而單車訓練組與對照組則沒有增加。其次，他利用坐姿伸展測驗（sit and reach test）（圖55）測試球員的柔軟度。一樣，律動訓練後球員的坐姿伸展測驗增加8.2％，有統計意義，而單車訓練組與對照組則沒有增加[56]。

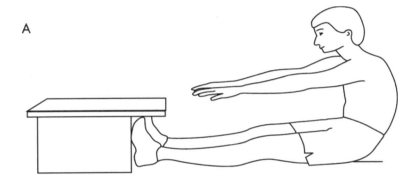

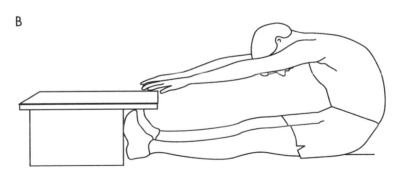

（圖55）坐姿伸展測驗（sit and reach test）

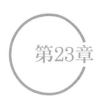

第23章 律動訓練動物表現

本章導讀

　　人類運動員值得花大把鈔票訓練培養，動物運動員也是不遑多讓，賽馬或賽狗是主人的重要財富與賺錢工具，所以他們的健康與體能，非常重要。全身垂直律動訓練很早就被引進這些有價值的動物身上，做為訓練的輔助工具，效果十分明顯。

　　人類運動員值得花大把鈔票訓練培養，動物運動員也是不遑多讓，賽馬或賽狗是主人的重要財富與賺錢工具，所以他們的健康與體能，非常重要。全身垂直律動訓練很早就被運用在這些有價值的動物身上，做為訓練的輔助工具。

　　想像一隻賽馬參加比賽，牠獲勝的關鍵在於爆發力、耐力及協調能力，而牠最大的危險則是因為意外的跌倒與骨折。增加爆發力、耐力、協調力，降低意外跌落及增加骨質密度，都可以透過全身垂直律動訓練而提升。

　　許多人甚至認為垂直律動訓練對於動物的效果比人類還好，理由不言而喻，因為垂直律動訓練對於下肢的效果最為明顯，人有2隻手2隻腳，而這些動物4隻都是腳（圖56-58）。

　　由於本書不是獸醫專論，具體的訓練方法或研究就不多談。一般像馬的訓練需要大的震動平臺（圖56），牽馬到定位後啟動開關，視訓練的目的決定律動的強度與速度。

1.訓練血液循環：頻率5-8赫茲，每週三次，每次時間約20分鐘。

2.降低脂肪增加瘦肉：頻率10-20赫茲，每週三次，每次時間約20分鐘。

3.力量訓練：震幅約1mm，頻率20-30赫茲，每週三次，每次時間約20分鐘。

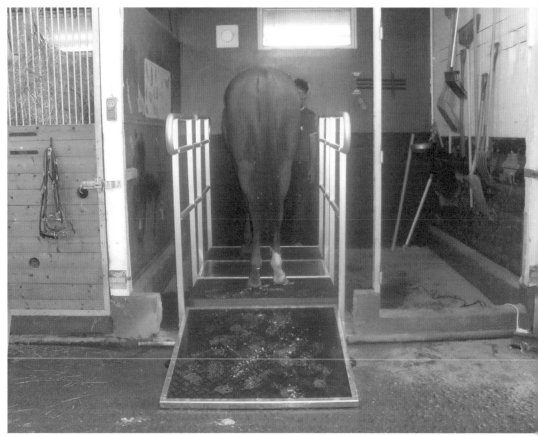

（圖56）訓練馬的全身垂直律動機器

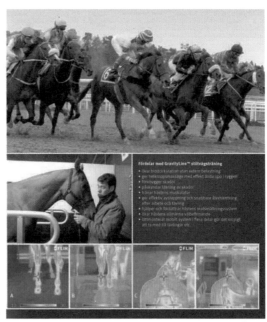

（圖57）垂直律動訓練賽馬爆發力及肌力提升研究報告（瑞典）

瑞典 － 肌力訓練與促進氣血循環研究報告

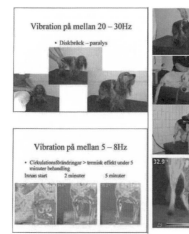

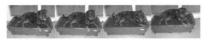

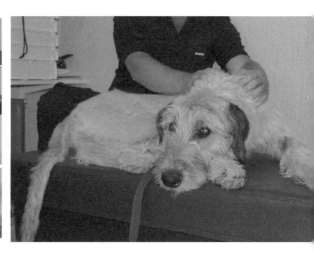

（圖58）垂直律動訓練狗肌力提升及促進血液循環研究報告（瑞典）

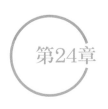

第24章 **為什麼有用？**
全身律動的作用機轉

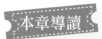

　　一般人都可以發現太陽東升西下，但為什麼太陽不北上南下呢？聰明的科學家像哥白尼，發現原因原來是地球東西向自轉與繞著太陽轉。但這樣還不構成完整的科學，因為有人會問為什麼地球會繞著太陽轉動？地球與太陽互相對峙都不動，不是更省事嗎？聰明絕頂的牛頓發現原來原因在於萬有引力。所以完整的科學，必須能夠解釋現象的原因。

　　上面我們提到垂直律動可以強化肌肉力量、彈跳力，增加關節穩定及平衡感，為什麼會如此呢？主要的原因在於「張力震動反射」，也就是反射性的為維持身體的平衡而引起肌肉收縮。另外，律動後體內會有荷爾蒙的分泌及改變肌母細胞。

　　其次，為什麼律動可以增加骨質密度呢？原來分化成骨頭與脂肪的幹細胞源頭是相同的，也就是骨細胞與脂肪細胞的母親都是「間葉系幹細胞」。當間葉系幹細胞這位母親生出骨細胞時，就不會生出脂肪細胞。相對的，生脂肪細胞時，就不會生骨細胞，所以兩者的分化會形成反比例的關係。接受律動的機械刺激後，會傳遞機械訊息，這些訊息會刺激分化間葉系幹細胞，改變其分化的途徑，增加造骨細胞，抑制脂肪細胞的路徑。

24.1>>為什麼垂直律動可以改善體能表現？

談了那麼多的律動研究成果，我想讀者應該會好奇，為什麼垂直律動可以強化肌肉力量、彈跳力，增加關節穩定及平衡感。科學家提出以下幾種理論。

24.1.1 律動「張力震動反射」理論

天尼鮑（Tenenbaum，1997）認為震動效果是因為增加血液循環及肌肉溫度，李曼等（Liebermann & Issurin，1997）則認為是因為震動改變身體的知覺（change of perception by vibration）。但現在最廣泛被接受的理論是震動會刺激「張力震動反射」（tonic vibration reflex），因此加強神經肌肉的活動。

此種反射，最早研究的是愛卡路等（Eklund and Hagbarth，1966），他們直接將震動置放在肌腱上，觀察到此種神經肌肉反射動作。而垂直律動引發的張力震動反射理論則是諾德路等（Nordlund及Thorstensson）在2007年提出的「張力震動反射」[35]。「張力震動反射」是指垂直律動時，會產生一正弦波動刺激肌梭（**註：肌梭是肌肉中一種感受肌肉長度變化或牽拉刺激的特殊梭形感受裝置**），因而導致肌肉反射性的收縮（圖59）。

日本筑波大學（Tsukuba）西平（Nishihira Y）的研究指出當律動時，震動覺從較粗的感覺神經Ia傳入，而脊髓下傳指令到運動神經池（motorneruon pool），接著引起肌肉的收縮，也就是身體為維持平衡而引起反射性的肌肉收縮[60]。

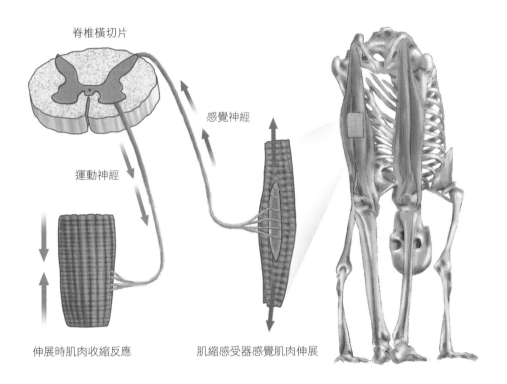

脊椎橫切片

感覺神經

運動神經

伸展時肌肉收縮反應　　　肌縮感受器感覺肌肉伸展

（圖59）律動刺激肌梭的本體覺受器導致肌肉收縮，產生
「張力震動反射」，是垂直律動改善肌力與平衡的原理

24.1.2　震動「刺激荷爾蒙分泌」理論

　　「張力震動反射」指的是震動後神經肌鍵的局部反射。而義大利的波士可
（Bosco，2000年）則提出震動後體內荷爾蒙改變的理論。波士可在那些接受
震動後體能表現增加的年輕人身上，測量他們體內的荷爾蒙，發現體內的生長
激素和睪丸激素都有明顯增加，而皮質醇反而降低。這些荷爾蒙可能是影響體
能表現的因素。可見震動增加體能表現局部是來自神經肌肉反射，但全身的效
果卻是來自震動後體內荷爾蒙的分泌及改變（圖60）[36]。

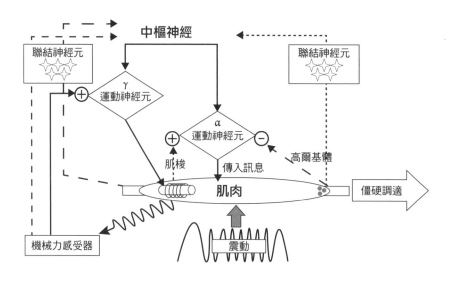

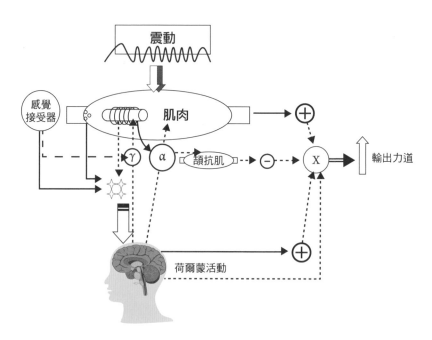

（圖60）波士可（Bosco）的全身律動影響神經肌腱反射及荷爾蒙模型

24.1.3　震動「刺激肌母細胞反應」理論

　　由於分子生物技術的進步，這樣的解釋還不夠深入。高雄醫學大學的王昭仁教授發現身體經過垂直律動後，可以刺激肌母細胞（myoblast），增加肌肉生成作用。在頻率8及10Hz刺激時，細胞外基質（ECM）蛋白質-proteins type I collagen及decorin的表現最多。而肌肉細胞內調控因子如MRFs、MyoD及myogenin表現，則會隨時間劑量關係而增加。另外，肌小管（myotubes）的全部數目與長度則在頻率8及10Hz刺激時增加最多。可見接受律動刺激時，在細胞層次的作用上，先是刺激肌母細胞的細胞核DNA，增加細胞外基質蛋白質及MRFs的表現，接著增加肌小管的形成與變長，因此可以改善肌肉的表現[65]。這表示張力震動反射只是開始階段，真正能夠維持長期的律動效果是因為肌母細胞受刺激後，肌肉中肌小管的增加與強壯。

　　綜合整理以上的理論，垂直律動機轉對於肌肉的影響，精確的理論如下：「垂直律動時，刺激張力震動反射，震動傳入脊髓，產生平衡身體的肌肉收縮反射，同時，震動刺激腦下腺或腎上腺等器官分泌荷爾蒙，這兩者的改變導致神經肌肉的急性或慢性調適（adaption）及荷爾蒙對於標靶器官的作用。最後刺激肌母細胞，改變其細胞內的蛋白質表現，促進肌小管的數量與強度，因此增強肌肉的新生與肌肉力量，最後促進體能或其他功能的改善。」

24.2>>律動增加骨質密度的祕密

在第5章，我們已詳細介紹無論細胞、動物或人體實驗，律動確實可以增加骨質密度。但這結果也令科學家非常好奇，為什麼短暫的震動可以導致骨質密度的增加呢？到底是什麼原因或機轉，使得全身律動產生新骨生成呢？要解釋這個問題，科學家又需做許多的實驗，但這次的研究回歸到更基礎的幹細胞研究。經過許多科學家的貢獻，現在發現全身律動的壯骨效果原來是由於刺激「間葉系幹細胞」的緣故。

24.2.1 瞭解間葉系幹細胞

幹細胞有兩種：一種是造血幹細胞，另一種為間葉系幹細胞，所謂「間葉系幹細胞」（mesenchymal stem cells）存在於人類骨髓中，有極強的生長和分化能力，也能夠在體外大量增殖。它們能夠分化成胚胎時期中胚層的各種組織細胞，包括造骨細胞、軟骨細胞、脂肪細胞、肌肉細胞等，這種可以生成各種不同細胞組織的能力稱為「多方向分化性」，人體內只有幹細胞具備這種能力。此外，間葉系幹細胞也負責人體許多器官及組織的修復與再生。由於幹細胞數量會隨年齡增加而減少，比如說，年輕人若發生骨折，會較容易癒合，而老人骨折則不容易癒合，原因就在於老年人的間葉系幹細胞數目大量減少，所以骨頭自我修復的能力變差。另外，老年人容易罹患骨質疏鬆症，其中一個原因也是因為間葉系幹細胞的數目及能力下降，無法形成造骨細胞。

可以朝多種方向分化的間葉系幹細胞，是理想的再生治療物質，因為它們可以分化成各種結締組織。令人好奇的是，間葉系幹細胞怎麼知道它們要分化成什麼細胞呢？幹細胞的分化是受到什麼機制控制？除了內在遺傳基因的控制外，最近科學家發現它們也受到物理與化學因素的影響。

24.2.2　分化成骨頭與脂肪是相同的幹細胞

　　科學家發現在人體內分化成骨頭與脂肪的幹細胞源頭是相同的，簡單來說就是骨細胞與脂肪細胞的母親都是間葉系幹細胞。當間葉系幹細胞這位母親生骨細胞時，就不會生脂肪細胞。相對的，生脂肪細胞時，就不會生骨細胞，所以兩者的分化會形成反比例的關係。這也可以解釋為什麼現代人靜坐工作太久，脂肪增加而骨質密度降低；但規律運動則剛好相反，骨質密度增加而脂肪減少。律動的機械刺激，會傳遞物理訊息，這些訊息可以刺激間葉系幹細胞，改變其分化的途徑，增加造骨細胞，抑制脂肪細胞的路徑（圖61）。

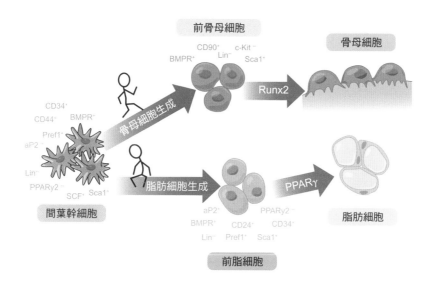

（圖61）間葉系幹細胞分化的方法，如果刺激往骨細胞發育，就不會發育成脂肪細胞，垂直律動可以促使間葉系幹細胞朝向增加骨密度並降低脂肪

最近的研究顯示低強度機械訊息，如使用全身垂直律動，可以在沒有增加能量消耗下，壓抑皮下脂肪與內臟脂肪的形成，暗示著間葉系幹細胞是一種非常理想的媒介物質，它可以讓科學家透過機械訊息來影響肌肉骨頭的發育。也就是說，科學家透過像垂直律動這種低強度機械訊息來影響間葉系幹細胞的分化方向：一方面增加人體的骨質密度、降低骨質疏鬆傷害；另一方面並降低體脂肪與肥胖，同時降低代謝症候群的危害（圖62）。

所以，透過低強度律動訊息來影響間葉系幹細胞的分化方向，可以成為一種非藥物非侵入性的治療方式，是一箭雙雕的預防保健方法，可以同時預防骨骼疏鬆並降低肥胖[12]

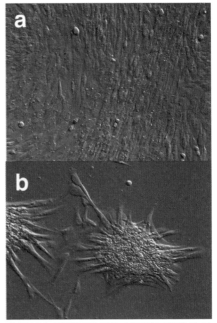

（圖62）間葉系幹細胞經震動可轉化造骨質細胞

24.2.3　間葉系幹細胞的實驗成果

美國紐約愛因斯坦醫學院的盧（Luu YK）使用老鼠進行律動實驗（0.2g，每天15分鐘，1週5天），6週後骨髓內間葉系幹細胞增加46%。令人感興趣的是間葉系幹細胞的分化也與細胞實驗結果一樣，朝向造骨細胞分化，並且同時壓抑脂肪細胞的分化（如何知道呢？他們分析細胞內的蛋白質，代表骨頭新生的一種蛋白質，稱為向上調節轉錄因子Runx2增加72%，而代表脂肪受壓抑的蛋白質，向下調節轉錄因子PPAR gamma增加27%）。

　　間葉系幹細胞的刺激骨質增生與抑制食物導致的肥胖，在14週時表現特別明顯，老鼠內臟脂肪被壓抑，降低28％，脛骨的骨小樑同時增加11％。動物研究與在人類骨髓內的間葉系幹細胞研究的表現完全一致[13]。

　　簡單來說，律動可以刺激間葉系幹細胞產生新骨形成作用，因此可以改善骨質疏鬆並增加骨質密度。

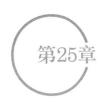

第25章

律動改善
身體荷爾蒙

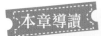

本章導讀

全身垂直律動不僅是物理刺激而已，身體經過律動以後，會刺激改變體內的荷爾蒙分泌。荷爾蒙在現代醫學的定義上已經涵蓋所有傳遞生理訊息的物質，這些荷爾蒙可以有局部或全身的效應。科學家發現全身垂直律動後分泌許多種的荷爾蒙，包括（1）脂聯素（2）骨鈣素（3）「變形生長因子β-1」及「腫瘤壞死因子-3」（4）「一氧化氮」（5）「骨橋蛋白」（6）生長激素（7）睪丸激素（8）tPA與PAI-1。

可見全身律動刺激體內許多種類的荷爾蒙分泌，對於身體不同的器官與組織的影響極為廣泛，因此透過全身垂直律動對於身體可以產生預防疾病與促進健康的作用。

在前面我們提到垂直律動的機轉是：垂直律動刺激神經肌肉反射，導致身體平衡性的肌肉收縮，並刺激荷爾蒙釋出及作用，這兩者的改變導致神經肌肉的急性或慢性調適（adaption）及荷爾蒙對於標靶器官的作用，最後刺激並增強肌肉的新生，因而促進體能或其他方面表現的改進。

可見全身律動的原理除了刺激神經肌肉外，還會影響身體的荷爾蒙分泌。我們瞭解荷爾蒙作用極廣泛，這些荷爾蒙釋放出來後，不僅影響肌肉骨頭或韌帶，也會對身體其他組織與器官造成影響。本章就讓我們來瞭解全身律動與荷

爾蒙之間的關係。

25.1>>荷爾蒙的新分類

　　首先，各位要瞭解現代荷爾蒙或內分泌的定義。過去認為荷爾蒙是從某器官分泌的化學物質，攜帶訊息，經過血流可以作用在遠處的其他組織或系統。比如說腦下腺素、甲狀腺素、胰島素。但是現在的荷爾蒙定義變成訊息傳遞者，依其作用距離的遠近分成三種：（1）能傳到遠處並有全身作用的，稱為內分泌（endocrine）；（2）訊息傳遞不遠，只能作用在鄰近細胞附近區域，稱為旁分泌（paracrine），如凝血因子或神經突觸分泌的多巴氨；（3）如果訊息產生後，不離開本身，只能作用在自己的細胞上，稱為自分泌（autocrine），如T淋巴球分泌的間白素（interleukin）。以下我們談律動所引發的荷爾蒙改變，指的是涵蓋三種傳遞訊息的改變。

　　首先我們來看看澳洲CQ大學研究員哈姆瑞斯（Humphries B）的研究成果。他募集51位健康年輕婦女（平均21歲）做實驗，研究時間為16週，目標在檢查骨質密度是否有差別。最後的結果是律動組的股骨頸密度增加2.7％，律動加阻力訓練組的股骨頸密度增加1.9％且脊椎密度增加0.98％。這不意外，但是他進一步研究這些婦女體內荷爾蒙的改變。他發現律動組及律動加阻力訓練組的脂聯素（adiponectin）明顯增加60％及58％，變形生長因子β-1（transforming growth factor-beta1）增加48％及30％，一氧化氮（nitric oxide）增加17％及34％，骨橋蛋白（osteopontin）則分別降低50％與36％，白細胞介素-1β（interleukin-1β）也減少19％及34％，而腫瘤壞死因子-α（tumor necrosis factor-alpha）分別降低38％及39％[10]。

25.2>>律動增加脂聯素並降低肥胖與糖尿病

　　這些訊息傳遞因子很複雜，我來簡單介紹但不詳細說明。（1）脂聯素（adiponectin）是由脂肪細胞所製造及分泌的蛋白質，跟維持體內葡萄糖及脂質的代謝平衡有關。脂聯素的增加與身體體脂肪重量及身體質量指數成負相關；也就是說胖的人（體脂肪及體質量指數高者），血清中的脂聯素濃度則會偏低；相對的，瘦的人或體重減輕者則伴隨脂聯素濃度上升。有高胰島素血症及第二型糖尿病的病人，其血清中脂聯素的濃度會像胖的人，濃度比正常人來得低。有文獻指出脂聯素表現下降跟胰島素阻抗性有關。增加脂聯素的生成，可以增加葡萄糖的代謝，抑制肝臟中葡萄糖的合成而且增加胰島素的敏感度。此研究顯示全身律動可以增加脂聯素60%，可知全身律動可以抑制脂肪的堆積，減少肥胖，並降低糖尿病發生的機會。

25.3>>律動增加骨鈣素並降低糖尿病

　　日本東京醫院大學福本（Fukumoto S）發現老鼠的造骨細胞（osteoblast）可以分泌骨鈣素（osteocalcin）。由於造骨細胞上面有胰島素受器，胰島素進入造骨細胞後可以刺激造骨細胞分泌骨鈣素。而骨鈣素不僅掌管骨頭的替換，加強新骨的生成，它也負責血糖的平衡。當接受全身律動後，骨鈣素釋放出來之後，它會刺激胰臟來分泌胰島素，加強周邊血糖的利用，提高胰島素敏感度及降低內臟脂肪的作用。這是最近幾年來關於骨骼研究的重大突破，發現骨骼跨界影響人體其他系統。所以福本認為以前認為骨頭只是人體的運動支撐系統是錯的，他說「骨頭也是內分泌器官」[131]。

25.4>>律動增加身體免疫能力

「變形生長因子β-1」（transforming growth factor-beta1）是一種免疫細胞分泌的訊息傳遞因子，可以加強免疫功能的蛋白質；全身律動會增加這種變形生長因子β-1到48％，可見律動可以提升身體的免疫能力。「腫瘤壞死因子」（tumor necrosis factor-alpha）是由免疫巨噬細胞分泌的訊息傳遞因子，來對抗身體的發炎反應。律動可以提升腫瘤壞死因子-α 38％，可見全身律動可以提升身體對抗病毒細菌侵犯的免疫能力。

25.5>>律動刺激分泌一氧化氮，保護心臟血管

一氧化氮（nitric oxide）則是身體內皮細胞分泌的鬆弛因子，可以使血管擴張，增加血流及氧氣的灌注，因此可以降低高血壓、心臟病及各種血管性的老人失智。由全身律動可以增加一氧化氮17％，可知全身律動也可以降低心臟血管疾病，年輕時開始全身律動可以降低中老年的高血壓、心臟病或腦中風（圖63）。

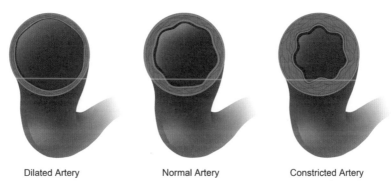

Dilated Artery　　　　Normal Artery　　　　Constricted Artery

（圖63）一氧化氮從血管壁的內皮細胞產生後，作用在血管壁的小肌肉讓它放鬆

此外，（5）骨橋蛋白（osteopontin）則是一種參與骨質重塑，增加破骨作用的蛋白質。骨橋蛋白在律動組降低50%，可見對於年輕婦女，全身律動可以增加骨頭密度及降低骨質吸收，預防將來骨質疏鬆[10]。

25.6>>律動增加生長激素

生長激素（growth hormone，GH）是由人體腦下腺分泌的荷爾蒙，也是人體主要的荷爾蒙之一。它掌管生長發育與細胞的複製，如果在孩童發育時缺乏會形成侏儒症；如果在成年後缺乏，會導致性功能衰退、肌肉無力、骨質疏鬆掉髮、高膽固醇、心血管病變、體脂肪增加、記憶衰退、疲倦無力等加速老化的現象。

律動可以刺激身體產生生長荷爾蒙（請參考第12章 律動協助青少年骨頭發育與長高）。英國奧林匹克研究機構的卡地納以老年人做實驗，他證明經過數次的律動後，這些老年人的生長激素及皮質固醇明顯增加（p < 0.001），且沒有任何疲勞或不適症狀[103]。

25.7>>律動增加睪丸激素，降低皮質固醇

義大利的波士可（Bosco C）以平均25歲年輕人做實驗（作法是每次60秒，中間休息60秒，共10次，但在第5次中間休息6分鐘，4mm），在震動後體能表現增加，測量體內的荷爾蒙，發現律動後生長激素6.2提升到28.2ng（p=0.01），睪丸激素22.7增加到24.3（p=0.02），而皮質固醇反而降低（682 v.s. 464，p=0.03）[36]。

義大利米蘭的吉它（Giunta M）則以肥胖年輕女性（平均年齡22歲，BMI

39）來做研究，他發現不論有無加上蹲姿訓練，在律動之後，馬上可以明顯提高身體的生長激素，加上蹲姿訓練與純律動沒有差異[104]。

　　雖然如此，卡地納（Cardinale）以年輕人再做研究，無論低強度或高強度振動都沒有發現受律動後生長激素有增加[105]。

　　莎托里（Sartorio A）是吉它的同事。他想解答這不一致的研究結果。他將受試者分成3組：（A）律動組、（B）最大等長肌肉收縮組及（C）律動加最大等長肌肉收縮組。結果他發現三組的生長激素都有意義增加，但B、C兩組比A組明顯增加（+4.3、+18.8、+20.8ng）。可見純粹律動刺激增加生長激素效果，不如加上有等長肌肉收縮的運動如蹲姿練習[106]。

　　丹麥南丹麥大學的柯弗尼（Kvorning T）的研究結果與莎托里的類似。他的3組是蹲姿組、律動組及蹲姿加律動組。他發現生長激素三組都有增加，但蹲姿加律動組最為明顯，分別增加0.5、0.2及1.17ng。睪丸激素則是律動組增加最明顯，皮質固醇只有蹲姿加律動組明顯增加[107]。所以，透過律動想要提升身體的生長激素，在律動機上面必須採取蹲姿運動方式。

25.8>>降低血液凝結荷爾蒙

　　腦中風或心肌梗塞原因與血液的凝結有關；血液凝結的血塊會變成血栓或梗塞，血栓或栓塞會阻斷血液循環而導致組織缺氧。能夠降低血液凝結過程便可以降低血栓或梗塞的危害。血塊凝結過程中有兩個對抗的蛋白質非常重要：（1）「組織型血纖維蛋白溶解酶原活化劑」（tissue-type plasminogen activator，tPA）：tPA是一種由血管內皮細胞分泌的蛋白質酵素，主要的功能是將血液凝結過程中的「血纖維蛋白溶解酶原」轉化成「血纖維蛋白溶解酶」，簡單來說，有此酵素會抑制身體的凝血原凝結成血塊，如果提升此酵素

即可以降低身體血管的血栓或梗塞；（2）「第一型血纖維蛋白溶解酶原活化劑抑制劑」（plasminogen activator inhibitor，PAI-1）：PAI-1則是對抗上述tPA的蛋白酶，可以從血管或脂肪細胞分泌，有了它容易形成血塊。所以簡單來說，增加PAI-1就會加速血栓或梗塞的形成。

伊利諾州玻爾州立大學的波耳（Boyle LJ）找20位健康年輕人（平均23.8歲，BMI 25.6）來做實驗。將這些人分成3組：運動組、律動組與運動加律動組，3組人並做交叉實驗。結果是可以抑制血塊凝結的tPA，在運動加律動組明顯增加，明顯高於運動組或律動組。相反的，會導致血塊凝結的PAI-1在運動加律動組明顯減少，低於運動組或律動組。可見律動加上運動，可以分泌降低血栓或梗塞的危害[117]。

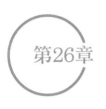

第26章　使用全身垂直律動機注意事項

本章導讀

　　雖然律動機器已經出現三十年了，嚴重副作用極為罕見，但全身律動就像所有的運動一樣，如果沒有小心遵從指示，沒有注意自己的體能情況或運動過度，還是有可能產生運動傷害或其他副作用。尤其是許多全身律動機是購買來家庭中使用，沒有醫生在旁指導，如果沒有依照使用說明書，隨便增加使用時間、頻率與強度，可能發生不良作用。

　　依據文獻的統計，不良作用可以分成局部及全身的副作用兩類。局部的不良反應，最常見的為局部皮膚變紅熱及癢疹。全身性的不良反應比較常見的為頭暈，頭痛、耳平衡失調、肌肉酸痛、反胃、消化不良。某些狀況如懷孕、手術後及某些疾病如急性心肌梗塞等，不適合或必須降低全身垂直律動機的使用強度與時間。

　　律動發明的目的，就是希望幫助那些殘障或無法運動的失能族群。所以許多物理性或神經性功能障礙者，如脊椎損傷、骨折病人、腦中風、帕金森氏症病人、腦性麻痺者等，都接受過全身律動的訓練，並沒有出現副作用。至於更高強度律動，如訓練太空人、運動員或健康年輕人以增加爆發力、彈力、肌力、協調力等，也很少發生副作用。

市面上全身垂直律動機可以分成兩類：家庭一般使用型及運動員專業使用型。家庭一般型的強度、震幅及頻率較低，通常控制在1個地心引力（1g）以內，以確保使用者安全無虞，對於使用家庭一般型的律動機，由於儀器已控制總強度，無論如何調整頻率與震幅也會落在安全的強度中。但如果使用運動員專業型儀器則必須十分小心，避免因為太強而產生副作用。在使用時應該遵照使用說明書，不要隨便增加使用時間、頻率與強度，對於運動員專業使用的律動機則最好有專業訓練人士或教練專家在旁指導，以免可能發生不良作用。

依據文獻的報導，不良作用可以分成局部及全身的副作用兩類：

1. 局部的不良反應，最常見的為局部皮膚變紅熱及癢疹。這是因為局部血液循環增加的關係，尤其在高頻，大於30Hz以上時容易發生，一般在結束後就會消失。

2. 全身性的不良反應比較常見為頭暈，其他包括頭痛、耳平衡失調、肌肉酸痛、反胃、消化不良。這三十年來美國藥物食品管理局一共報告了幾件嚴重特殊的事件：包括一件骨質疏鬆症患者因跌倒導致下肢骨折，一件不知是否有因果關係的深部靜脈栓塞症，一件骨頭手術後的骨釘鬆落[122]，及一件抱怨腎結石疼痛發作[123]。

26.1>> 全身垂直律動機的相對禁忌

有一些對象比較不適合使用全身垂直律動機：應由醫生或專業人士評估，如可使用，使用時間也需縮短。

1. 懷孕婦女

2. 癲癇

3. 膽結石、腎結石、膀胱結石

4.嚴重類風濕關節炎

5.心臟衰竭

6.嚴重心律不整

7.心肌梗塞後

8.心臟裝置金屬或合成植入物（心臟節律器、人工瓣膜、心臟支架）

9.急性骨折、椎間盤異常

10.惡性腫瘤

11.脊椎骨滑脫症

12.下肢的軟骨軟化症、骨頭壞死

13.剛手術後的傷口

14.複雜性區域疼痛症（CRPS）第二期

26.2>>全身垂直律動機的絕對禁忌

下列對象則不適合使用全身垂直律動機，病情好轉時仍需醫生重新評估：

1.急性發炎感染發燒

2.關節急性病變

3.偏頭痛的急性期

4.新鮮傷口

5.脊椎植入物

6.急慢性深部靜脈栓塞或其它血管栓塞

7.脊椎滑脫骨折與關節黏連之急性期

8.非常嚴重的骨質疏鬆BMD＜70mg/ml

9.由於中風或其它原因引發的四肢痙攣

10.複雜性區域疼痛症（CRPS）第1期

11.轉移肌肉骨骼的惡性腫瘤

12.旋轉及姿勢性暈眩

13.急性心肌梗塞期

26.3>>人體接受震動的分級

人體震動可忍受的極限與震動源的振動頻率、振幅和暴露時間有關。按其影響程度大致有4級：

1.感覺閾：剛剛能引起人的震動覺的輕度震動。

2.不舒適閾：使人產生不舒適、不愉快的振動。

3.疲勞閾：引起人體疲勞、工作效率降低和使人體產生生理效應的振動。對於短期的超疲勞閾所導致的生理或心理反應，當震動停止後，經休息可以得到恢復。

4.極限閾（或危險閾）：超過人體生理心理負荷的震動。超過極限閾的震動對人體不僅引起嚴重的生理或心理效應，還會產生病理性損害。

所以，全身律動只要做到感覺閾，不可過強或過久。否則進入不舒適或疲勞區，即可能引起身體的副作用，這就像吃藥，吃一顆藥可以治病，一次吞太多藥卻會中毒。對於非訓練運動員，建議使用家庭一般型的律動機，比較安全。一般人在使用時應該從最弱的強度開始，使身體維持在最舒服的狀態下，待逐漸適應律動的感覺後，再慢慢調升律動機的強度或改變運動的姿勢。

第二部
全身水平律動

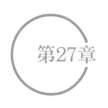

第27章 **救命與治療心血管疾病
的水平律動**

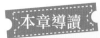

　　所謂「全身水平律動」是人躺在一種特殊的震動床上，藉著機械
力，給予人體從頭部到腳部方向的規律震動，通常是以每分鐘140次左
右的頻率（約2.33Hz）反覆水平移動身體來運動。這種延著人體脊椎
方向的水平運動，會給予人體的血管一種順著血管壁的力量，稱為「剪
力」，剪力增加會刺激血管內壁上的內皮細胞，分泌一氧化氮。一氧化
氮是一種比氧氣分子更小的氣體，可以很容易快速的穿越血管壁，到達
鄰近組織或器官來產生作用，如心臟或大腦，產生舒張血管的保護作
用。

　　對於心臟血管，一氧化氮還可以（1）降低血小板凝集；（2）降低
白血球沾黏血管內壁；（3）抑制血管內皮肌肉細胞增生與分裂；（4）
抑制膠原蛋白形成。這些功能可以降低血管的發炎，維持血管的功能，
並增加氧氣的輸送。如果一氧化氮降低，就很容易產生心血管問題，研
究證明糖尿病、血管動脈粥狀硬化及高血壓患者，一氧化氮的代謝路徑
通常都有損害。不同於全身垂直律動主要作用在肌肉骨骼系統，「全身
水平律動」主要作用於心臟血管系統，保護身體免於心臟血管（含腦血
管及周邊血管）的各種疾病。

27

談完「全身垂直律動」，我要來談談這幾年急救醫學與心臟醫學非常夯的水平律動。此種律動的方向不是垂直的，而是讓人躺下來，進行水平方向的震動，醫學界取名為whole body periodic acceleration（WBPA），醫學界有時簡稱為pGz，直譯為中文是「全身週期性加速度」，這名字有點難唸難懂，在本書我姑且暫時稱為「全身水平律動」或「水平律動」。

所謂「全身水平律動」是人躺在一種特殊的震動床上，藉著機械力（圖64），給予人體從頭部到腳部方向的規律震動，通常是以每分鐘140次左右的頻率（約2.33Hz）反覆水平移動身體來運動。這是一種奇特的運動，垂直律動像跳繩，自己還可以做，但水平律動，沒有外力的幫忙，人本身是做不來的。在人體的行為中，只有母親抱著嬰幼兒時在懷中搖晃類似水平律動。這種親密接觸的搖晃，可以使嬰兒安靜入睡，聽說水平律動機就是由此得到靈感而發明出來的。當然，每分鐘140下的頻率，則沒有機械協助與控制是絕對做不到的。

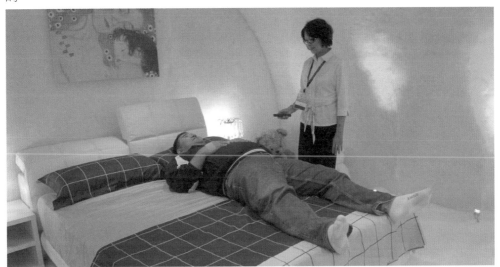

（圖64）全身水平律動機，施予人體從頭部到腳部方向的規律震動

經過這十多年的實驗與研究，水平律動已被證實對於人體有下列許多的好處：

1.預防與改善缺氧性心臟病

2.預防與改善腦梗塞、血栓

3.降低心肌梗塞後遺症

4.治療肺動脈高血壓

5.預防與改善周邊血管疾病

6.預防與改善糖尿病

7.急救時增加存活率

8.急救時降低心血管後遺症

27.1>> 全身水平律動產生血管的剪力

這種延著人體脊椎方向的水平運動，會給予人體的血管一種順著血管壁的力量，稱為「剪力」。剪力是物理學名詞，它是一種應力，是作用於同一物體上的兩個大小相等，方向相反的平行力，基本上就像是開槍時的「後座力」。地震時左右晃動就會產生剪力，當地震往左震時，房屋的牆產生一個往右的作用力，這就是剪力。人體的血管由於心臟泵浦的力量，血流本身就會造成血管的剪力，此剪力除了與血流速度有關，也與血黏稠度及血管大小有關[147]。現在可以使用血管超音波或核磁共振儀來測量血管剪力大小（圖65）。

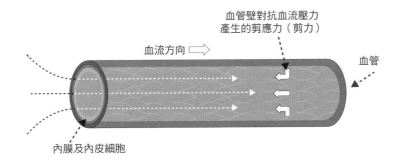

血管壁對抗血流壓力
產生的剪應力（剪力）

血流方向 ⇨

血管

內膜及內皮細胞

（圖65）血流對於血管產生一種壓力，血管壁會產生一種方向相
反、力道相同的應力，稱為剪力或剪應力

　　剪力增加會刺激血管內壁上的內皮細胞，使得血管內皮細胞分泌一氧化
氮（NO）。一氧化氮是一種比氧氣分子更小的氣體，可以很容易快速的穿越
血管壁，到達其他器官與組織，如到達心臟或大腦產生舒張血管的保護作用。
一氧化氮雖然只是氣體，但有趣的是，在幾億年動物的演化過程中，它已經演
化成一種動物體內的信差，也就是攜帶人體生物訊息的傳遞物質，就像生長激
素、胰島素或甲狀腺素一樣，也算是一種荷爾蒙（人體的三種荷爾蒙，請參考
第25章）。

27.1.1 全身水平律動刺激血管分泌一氧化氮

一氧化氮超級小，過去醫學界就已經知道一氧化氮之類的物質可以用來擴張血管，例如心絞痛時，醫生使用「硝化甘油舌下含錠」或是高血壓危象時使用的「亞硝醯鐵氰化鈉」（sodium nitroprusside），它們有效的理由就在於能夠釋出一氧化氮來擴張血管，降低血壓，改善心臟血流救命。

但是，人體細胞利用氣體來作為信使，卻仍讓醫界覺得不可思議，爭吵許多年。最後精密的研究證實，一氧化氮確實是人體重要生物訊息的傳遞物質，它們由血管內皮細胞分泌，主要的作用為擴張血管，增加血液與氧氣的浸潤，保護心臟血管（圖66）。三位闡釋一氧化氮機轉與作用的學者，Robert F. Furchgott、Louis J. Ignarro及Ferid Murad榮獲1998年諾貝爾醫學獎。科學家現在已經知道不僅是人類，一氧化氮是所有脊椎動物的「氣體訊息使者」，由於它來自血管內皮細胞及有血管擴張作用，所以被稱為「源自內皮的鬆弛因子」（endothelium-derived relaxing factor，EDRF）。這是一種人體重要的「自分泌」與「旁分泌」，意思就是一氧化氮分泌出來後會作用在自己本身的細胞上或鄰近組織的細胞上。

27.1.2 一氧化氮的功能

一氧化氮可以擴張血管及增加氧氣灌注的作用，甚至可以改善陰莖勃起的性功能，事實上，一氧化氮就是威而鋼作用的原理。威而鋼（Viagra）原是一種可以擴張血管治療高血壓的藥，因為可以改善陰莖海綿體的功能，所以成為治療陽萎的藥物。最近輝瑞藥廠又以威而鋼進行大規模實驗後，證實威而鋼也可以治療「肺動脈高血壓」（pulmonary artery hypertension）（註：同樣是威而鋼，但此用途改名叫瑞肺得Revatio）另外，威而鋼也有治療高山症缺氧的效果，一如西藏的紅景天，這些療效都是因為一氧化氮的關係（圖67）。

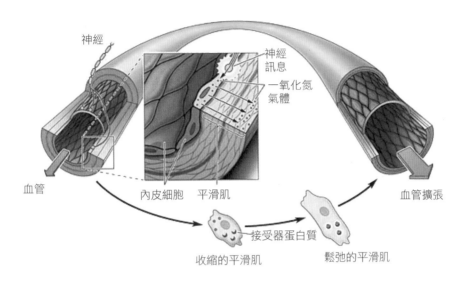

神經

神經
訊息

一氧化氮
氣體

血管

內皮細胞　平滑肌

接受器蛋白質

收縮的平滑肌

鬆弛的平滑肌

血管擴張

（圖66）一氧化氮是一種荷爾蒙，從血管內皮細胞分泌出來後，作用在臨近或自體的細胞上產生血管鬆弛作用，因此可以保護血管

另外，對於心臟血管，一氧化氮還可以（1）降低血小板凝集；（2）降低白血球沾黏血管內壁；（3）抑制血管內皮肌肉細胞增生與分裂；（4）抑制膠原蛋白形成。這些功能可以降低血管的發炎，維持血管的功能並增加氧氣的輸送[143]。如果一氧化氮降低，就很容易產生心血管問題，研究證明糖尿病、血管動脈粥狀硬化及高血壓患者，一氧化氮的代謝路徑通常都有損害[140]。

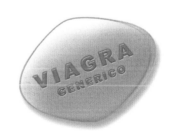

（圖67）威而鋼的作用來自一氧化氮

　　一氧化氮的生成需要一種製造它的蛋白質，稱為「一氧化氮合成酶」。醫學上將一氧化氮合成酶分成三種，第一種就是剛剛介紹由血管內皮細胞分泌的「內皮型一氧化氮合成酶」（eNOS），第二種是「神經型一氧化氮合成酶」（nNOS），由神經組織產生的一氧化氮，協助細胞通訊及與原生膜聯合，第三種稱為「誘導型一氧化氮合成酶」（iNOS），是利用一氧化氮的自由基，協助巨噬細胞在免疫系統中對抗病原體，但心血管系統也可發現。此型只有在細胞受到刺激後才會發揮功效，並且所生成的一氧化氮數量亦較多。

　　「誘導型一氧化氮合成酶」就像誘導飛彈，由人體的「噬菌細胞」製造，變成一種噬菌細胞的武器，當細菌進入人體時，噬菌細胞分泌一氧化氮攻擊細菌。由於一氧化氮是一種帶游離電子的自由基，因此可以破壞細菌的DNA，而導致細菌的死亡，所以在人體的免疫系統中非常重要[141]。

　　接下來我們就來看看動物或人體的研究報告，看看「全身水平律動」有什麼好處？以下我們將分成六個主題討論：（1）證實「全身水平律動」增加人體一氧化氮釋出；（2）預防改善心血管疾病；（3）急救用途：包括急救前、急救後與急救中使用；（4）預防改善腦血管疾病；（5）預防改善周邊血管疾病；（6）糖尿病的治療效果。

27.2>> 全身水平律動會刺激一氧化氮釋出

導讀

　　許多研究顯示「全身水平律動」會刺激血管內壁上的內皮細胞分泌一氧化氮合成酶，此種合成酶則可以製造分泌一氧化氮。一氧化氮合成酶共有三種，第一種就是由血管內皮細胞分泌的內皮型一氧化氮合成酶（eNOS），第二種是神經型一氧化氮合成酶（nNOS），由神經組織產生一氧化氮，協助細胞通

訊及與原生膜聯合。第三種稱為誘導型一氧化氮合成酶（iNOS），是利用一氧化氮的自由基，協助巨噬細胞在免疫系統中對抗病原體。

在接受水平律動後，身體除了分泌一氧化氮外，還會增加血中亞硝酸鹽（serum nitrite）、前列環素（prostacyclin）、第二型前列腺素（PGE-2）、組織型血纖維蛋白溶解酶原活化劑（tPA）活力及D-二聚體（D-dimer），這些物質表示水平律動除擴張血管功能外，還可抑制血管發炎反應，抑制身體的凝血原凝結成血塊，降低身體血管栓塞或梗塞的發生率，這些都是有利於身體健康的產物。

透過全身水平律動對於人體血管產生的剪力作用，可以刺激血管內皮細胞產生一氧化氮，是全身水平律動有醫療效果的原理，此機轉已被許多實驗證實。

烏亞徐（Arkady Uryash）以老鼠做實驗，證實全身水平律動越強，血管擴張作用就越強，原因在於增加血管中的一氧化氮量。而一氧化氮會增加，是因為「內皮型一氧化氮合成酶（eNOS）」被活化，而它被活化路徑是透過細胞內的Akt/phosphatidylinositol 3-kinase（PI3K）路徑[142]。

烏華（Heng Wua）以老鼠實驗證實上述的結果，但他發現除了內皮細胞的一氧化氮合成酶（eNOS）參與外，神經元一氧化氮合成酶（nNOS）也參與其中。而且，**這些活化的一氧化氮的提升效果可以維持到水平律動後二十四小時[143]**。

　　除了老鼠的實驗，關於全身水平律動刺激血管內皮細胞產生一氧化氮的報告，亞當斯（Adams JA）在試管中的研究也證明一氧化氮不僅在活的生物體內的釋出增加，在試管內也可以被複製^{（144）}。李（Li Y）利用胎盤動脈細胞**確定水平律動刺激血管內皮細胞產生一氧化氮的機轉是透過細胞內的PI-3K依賴途徑^{（145）}。**

　　亞當斯（Adams JA）以豬做實驗，他測量一氧化氮合成酶（eNOS）、磷化一氧化氮合成酶（peNOS）及神經一氧化氮合成酶（nNOS），在經過水平律動後增加2.3倍、6.6倍及3.6倍^{（149）}，證明水平律動產生一氧化氮的效果很顯著。

　　亞當斯（Adams JA）另外一個小豬實驗，則顯示不僅是增加一氧化氮，水平律動還可以增加血液纖維溶解的活動。以+/-0.4g，每分鐘180次刺激60分鐘後，水平律動組的小豬的血中亞硝酸鹽（serum nitrite）、前列環素（prostacyclin）、第二型前列腺素（PGE-2），及「組織型血纖維蛋白溶解酶原活化劑」（tissue-type plasminogen activator，tPA）以及D-二聚體（D-dimer）比對照組都明顯增加。但腎上腺素（epinephrine）、新腎上腺素（norepinephrine）、皮質醇（cortisol）及血管凝結因子（coagulation factors），則無論前後測或兩組比較都沒有差異。

　　「前列環素」（圖68）與「第二型前列腺素」有抑制血管發炎的效應。而所謂「組織型血纖維蛋白溶解酶原活化劑」（tPA）則是一種由血管內皮細胞分泌的蛋白質，是一種酵素，主要的功能是將血液凝結過程中的「血纖維蛋白溶解酶原」轉化成「血纖維蛋白溶解酶」，簡單來說，有此酵素會抑制身體的凝血原凝結成血塊，如果提升此酵素即可以降低身體血管的血栓或梗塞。而「D-二聚體」（D-dimer）是當纖維蛋白被纖維溶解酶分解後的片段，所以是一種血栓分解後的下游產物。可見水平律動的確可以安全的刺激血管內皮，

產生增加血管擴張與纖維溶解的活動[157]。

　　薩克（Sackner MA）以健康者與發炎病人做研究，發現無論是健康者或發炎的病人，水平律動都可刺激血管內皮細胞產生一氧化氮，產生舒張心臟的作用[146]。

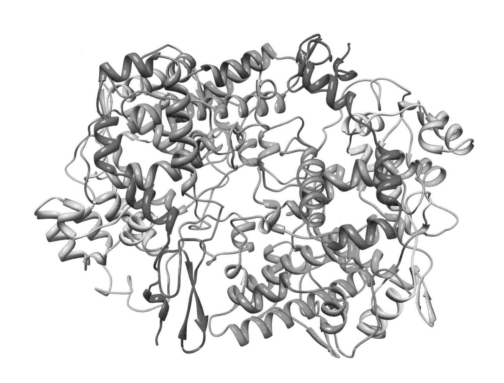

（圖68）前列環素分子結構，水平律動可以刺激血管內皮產生一氧化氮與前列環素，後者也可擴張周邊血管與肺動脈

27.3>> 全身水平律動的心臟用途

導讀

　　在動物實驗上，水平律動可以增加血流量。以血管超音波測量血流量，發現經過水平律動後，全身血管的血流量都會增加，有意義增加的包括有心臟上皮（71%），心臟內膜（93%），小腦（183%），腦幹（177%），腎皮質（53%），迴腸黏膜（69%），胃賁門黏膜（72%），肝臟（86%），脾臟（38%），骨骼肌（158%）。在水平律動停止後10分鐘，這些血流增加就恢復正常，很特別的是，心臟肌肉的血流量增加卻能夠持續下去。這種結果對於某些需要血流與血氧增加的臨床情況，譬如心肌缺氧或腦局部缺氧，表示水平律動可以協助改善。

　　對於有冠狀動脈狹窄血管患者，經過水平律動，其「血流儲備值」也會明顯增加，表示水平律動對於健康者與有冠狀動脈疾病者，都可以改善冠狀動脈功能。

　　對於有心絞痛病人，水平律動可以降低左心室收縮末期指數，而且增加左心室搏血分率，表示全身水平律動可以用來改善心絞痛病人的運動能力、降低心肌缺氧程度與增加左心室功能。其他的研究顯示對於無法手術或陳舊心肌梗塞病人，全身水平律動可以逆轉左心室在心肌梗塞後的重塑。

　　總結水平律動的人體實驗，證實可以改善心肌運動能力、降低心肌缺氧，及左心室重塑，可說是一種新穎的心絞痛與陳舊心肌梗塞的治療模式。

　　雖然說一氧化氮在生理上可以擴張血管，但實際在動物體內情形如何呢？西奈山醫學中心的亞當斯（Adams JA）真正去測量不同動脈的擴張程度。他使用小豬做實驗，給小豬4Hz，約0.4g的低強度水平律動。以血管超

音波測量血流量，發現全身血管的血流量都有增加，有意義增加的有心臟上皮（71％），心臟內膜（93％），小腦（183％），腦幹（177％），腎皮質（53％），迴腸黏膜（69％），胃賁門黏膜（72％），肝臟（86％），脾臟（38％），骨骼肌（158％）。在水平律動停止後10分鐘，這些血流增加就恢復正常，很特別的是，心臟肌肉的血流量增加卻能夠持續下去。這種結果**對於某些需要血流增加與血氧灌注的臨床情況，如心肌缺氧或腦局部缺氧，表示水平律動可以協助改善**[155]。

松本（Matsumoto T）是日本滋賀大學醫院研究員，給予一般靜坐工作健康者水平律動（2-3Hz，$2.2m/s^2$），每天45分鐘，4週後他發現手臂肱動脈的血管擴張比接受律動前增加1.1％（$p < 0.05$），對照組使用硝化甘油含片則沒有改變。所以松本結論是**水平律動對於運動困難的心臟病患者是一種替代運動的選擇**[151]。

福田（Shota Fukuda）是日本大阪市掖濟會醫院（Ekisaikai）的醫生，他以15位健康者與20位有冠狀動脈疾病者做研究。經過水平律動後，利用精密的血管超音波測量左前冠狀動脈的動脈血流儲備值（coronary flow reserve）。兩組的血壓與心跳都沒有差異，但是血流儲備值，35人平均增加0.4（$p < 0.001$）。冠狀動脈血管攝影發現有冠狀動脈疾病一組20人中8位有血管狹窄，但即使這些心血管狹窄患者，經過律動，其血流儲備值也明顯增加0.3（$p < 0.01$）。所以福田認為**水平律動對於健康者與有冠狀動脈疾病者，都可以改善冠狀動脈功能**[152]。

日本大阪市北野醫院（Kitano）的宮本醫生（Miyamoto S）找來26位心絞痛病人，他們還不適合做冠狀動脈再成形術或冠狀動脈繞道手術，實驗組給予每週5次，每次45分鐘，2-3Hz，$\pm 2.2m/s^2$的全身水平律動，一共4週。使用運動心電圖及特殊的「心臟腺核苷酸核子掃瞄」（adenosine sestamibi myocardial scintigraphy），發現運動心電圖到異常出現時間，律動組增加53％（p＜0.01）。核醫攝影當腺核苷酸灌注時，心臟嚴重度分數降低6分（p＜0.001），而休息時，分數也降低5分（p＜0.01）。休息時，核醫攝影圖像顯示在左心室收縮末期指數（LV end-diastolic volume index）降低18％（p＜0.01），而且「左心室搏血分率」（LV ejection fraction）增加5％（p＜0.01）。可見**使用全身水平律動來治療心絞痛病人可以改善運動能力，降低心肌缺氧與增加左心室功能**[154]。

宮本醫生在日本京都大學醫學院研究時，以26位有心肌梗塞，曾經接受過經皮冠狀動脈介入手術（percutaneous coronary intervention，PCI）或冠狀動脈血管分流移植（coronary artery bypass graft，CABG）的心絞痛患者，隨機分成兩組，對照組沒有運動，實驗組給予水平律動2-3Hz及2.2m/sec2 45分鐘的運動，每週5次，時間4週，總共20次的訓練，最後採取標準布魯斯協議（Brucer protocol）的運動心電圖來比較。結果是水平律動組發生ST下降達0.1mV的時間從4.4分鐘延長到6.4分鐘（p＜0.05）；「心跳收縮壓乘值」（double product）明顯進步，在0.1mV ST下降時，從15,400升到17,400mmHg・beats/min（p＜0.05）。使用核醫影像檢查可以看到「左心室舒張末期容積指數值」（LV end-diastolic volume index）從73ml/m2掉到60ml/m2（p＜0.05），「左心室搏血分率」（LV ejection fraction）明顯的改善，從50％增加到55％（p＜0.05）。這結果顯示水平律動可以逆轉心肌梗塞後的「左心室重塑」（reverse of the LV remodeling after MI）。

利用「腺核苷酸灌注的核醫顯像心肌梗塞嚴重分數」（severity score of myocardial scintigraphy during adenosine infusion）從20掉到14（p＜0.05），「休息嚴重分數」（resting severity score）也從13掉到8（p＜0.05），顯示心肌梗塞面積及潛伏的心肌缺氧面積都減少。

　　所以，宮本研究的結論是：**「使用水平律動治療，對於心絞痛患者，透過中心及周邊血管擴張效果，可以改善運動能力、降低心肌缺氧，及左心室重塑。水平律動可説是一種新穎的心絞痛與陳舊心肌梗塞的輔助治療模式**[174]**。」**

　　瑞士蘇黎世大學醫院的柯霍（Kohler M）利用穩定心臟衰竭病人實驗，這些病人情況都不好，左心室搏血分率（LVEF）＜ 35%，而紐約心臟學會心臟衰竭分級（NYHA stage）大於第二期，其中有6位合併有間歇性跛行，給予每天40分鐘，一週5天，總共5週的水平律動。結果這些心臟衰竭病人的「6分鐘行走距離」增加105公尺（p < 0.05），缺氧皮膚溫度提升（p < 0.05）。而6位間歇性跛行患者中4位，無論在行走距離、生活品質與下肢溫度都得到改善（p < 0.05）。可見對於用藥後症狀仍無法改善的嚴重心臟衰竭患者，使用水平律動數週可以改善生活品質與運動能力[173]。

27.4>>全身水平律動的急救用途

導讀

　　心跳與呼吸停止是死亡之前的徵兆，刻不容緩，需要馬上急救，否則人隨即因沒有血液循環與氧氣而死亡。由於水平律動可以擴張血管，增加心臟、大腦等重要器官的血流量與氧氣，所以科學家將它應用在急救用途上，到底有沒有用呢？

　　本節將分成三部份來討論水平律動用在心肺甦醒的急救用途。第一部份是急救之前使用，看水平律動是否可以預防心肺衰竭時的傷害，增加救活的機率。第二部份是急救之後使用，看水平律動是否可以降低心跳停止後的傷害，降低救活後的後遺症。第三部份是急救之中使用，看水平律動是否可以增加救

活的機率，降低心跳停止後的傷害。

　　本節中，我們使用許多的豬與鼠的研究報告，證明無論是在急救前、急救後或是配合急救中使用，水平律動都可以降低死亡率，增加急救成功比例，降低心臟及重要器官的傷害。與現在普遍急診室使用的自動按摩心臟的機器比較，完全不遜色，在許多地方甚至超越。比如說有較高的左心室搏血分率及較少的心室壁運動障礙，大腦、心臟與腎臟的血流量比較高等等。像心肌梗塞，經過水平律動後，心肌梗塞範圍就明顯減少快四成，而且心臟收縮力都得到改善，水平律動後的心臟保護效果可以維持72小時以上。我們以動物模型推測，如果心臟病人每天給予水平律動，即使不幸發生心肌梗塞，其預後效果會比沒有做水平律動的改善很多。

　　可見水平律動是一種新穎、有效、非侵入性，保護心臟免於缺氧傷害的方法。無論是在急救前中後實施水平律動，都可以增加急救成功率及降低心臟等重要器官傷害與後遺症。

　　自從科學家發現全身水平律動可以舒張心臟血管，增加氧氣的灌注，並減少心肌的凋亡後，重症急診醫生迫不急待，想將此種治療拿來急救嘗試，看看是否可以增加病人急救後的存活機率？因為任何原因的死亡最後都會經過「心跳停止」階段，如果能夠增加心臟血氧的灌注，降低心肌的死亡，急救成功率就會增加（圖69）。

　　美國邁阿密西奈山醫院的新生兒科醫生亞當斯（Jose A Adams）與其團隊是這些研究的先驅者，發表許多論文。

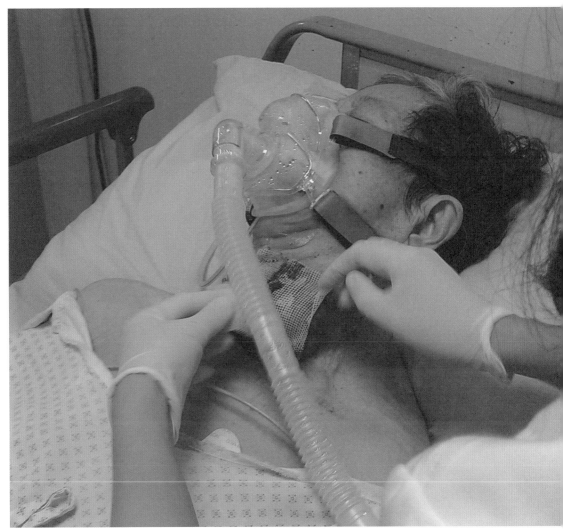

（圖69）急救前中後使用水平律動都可以增加存活率，並降低後遺症

27.4.1 急救前預防性的水平律動

亞當斯將20隻小豬分成兩組，一組接受水平律動，另一組沒有。之後利用電擊使小豬都進入心跳停止狀態，再將小豬使用心肺甦醒術急救回來，然後比較兩組的差異（圖70）。

結果發現事先接受過水平律動的豬產生下列好處：（1）較少發生心律不整與心肌靜止；（2）增加到大腦、心臟、腎臟與腸子的局部血液供應；（3）代表心肌傷害的生化指標Treponin I及CKMB比對照組低35％；（4）代表一氧化氮活性與表現的心臟eNOS、p-eNOS、t-Akt及p-Akt都明顯提升。可見利用豬缺氧的研究模型，證明「事先的水平律動」有早期心臟血管的預防保護作用[153]。

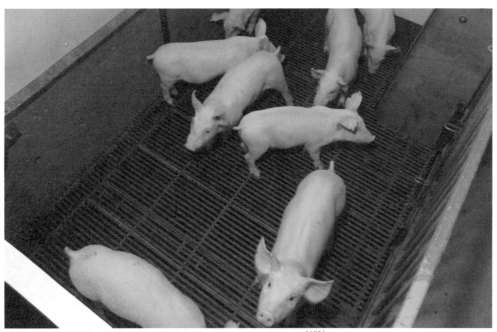

（圖70）小豬經過水平律動後，產生心臟血管的預防保護作用[153]

　　另一個實驗，亞當斯先以水平律動處理小豬，再以電擊讓小豬心臟產生心室顫動8分鐘之後，施以急救10分鐘或到「恢復自發性血液循環」，來看水平律動是否有保護心臟的作用結果？事先有以水平律動處理過的小豬，在血液循環恢復後，再發生心律不整的機會明顯變少（7 v.s. 35；p＜0.05），而且，也較少發生「心肌靜止」（myocardial stunning）。測量一氧化氮合成酶，在水平律動處理過的小豬身上有明顯增加，而且是伴隨磷化Akt（p-Akt）的增加。可見在心臟缺氧之前的水平律動處理，可以透過p-Akt路徑，刺激一氧化氮合成酶，增加一氧化氮的分泌，並保護心臟，降低傷害[148]（圖71）。

　　烏拉許（Uryash A）發現類似的結果，他以老鼠做實驗。老鼠經過事先水平律動後，將老鼠的心臟動脈結紮，以產生心肌梗塞。他發現事先經過水平律動處理的老鼠，不僅存活率增加，心肌梗塞面積也減少38-41％，而且心臟收縮力都得到改善。這實驗是事先給予老鼠3天及7天的水平律動，每天一小時，過一天後，再給予動脈結紮，烏拉許發現其**心臟保護效果維持有72小時以上**[150]。我們以動物模型推測，如果心臟病人每天給予水平律動，即使不幸發生心肌梗塞，其預後效果會比沒有做水平律動的改善很多。

　　但為什麼水平律動可以改善心臟血管的傷害呢？羅佩茲（Jose Lopez）在律動後取出老鼠的心肌細胞研究，證實**水平律動增加一氧化氮後，可以改善心肌細胞的鈣離子平衡，降低細胞膜去極化電位，進而改善心肌缺氧傷害。**可見水平律動是一種新穎、有效、非侵入的保護心臟免於缺氧傷害的方法[156]。

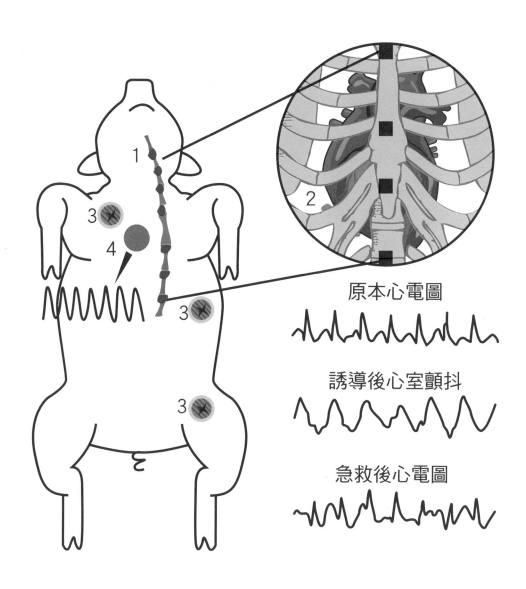

原本心電圖

誘導後心室顫抖

急救後心電圖

（圖71）小豬心臟停止前或後給予水平律動都可降低心臟及重重器官的傷害

27.4.2　急救後治療性的水平律動

　　從上面的研究，我們知道水平律動如果在急救前實施，可以增加急救率及降低心臟傷害。但是如果急救已經發生才給予水平律動，會有效嗎？以20隻小豬實驗，當小豬經過心肺甦醒術及去顫治療，回到自發性血液循環15分鐘後，施與水平律動。與對照組比較，有經過水平律動組小豬有較少的心肌功能障礙，代表心肌功能的四項指標：（1）心搏分率；（2）心壁分率縮短比率（fractional shortening）；（3）心室壁運動分數（wall motion score index）；（4）生化指標如TNF-alpha、IL-6、Troponin I和myeloperoxidase活動，都明顯好過對照組。可見對於休克後急救後心肺甦醒的小豬，事後的水平律動可以降低心臟傷害改善心肌功能[158]。

　　對於心室顫動的豬，以2Hz水平律動，顯示振動強度越強則心輸出量越多，但最高的心輸出量是在0.7g[165]。

　　另外一研究也是以小豬心跳停止後，經心肺甦醒術及去顫治療，等恢復自動血液循環30分鐘後，施與水平律動。研究者發現急救加上水平律動後，小豬有明顯一氧化氮合成酶增加，除了心臟傷害較少（Troponin I較低）外，測量主要器官的局部血流量，包括心臟、腦、腎臟、迴腸與胃都有明顯增加。可見急救後的水平律動，除了保護心臟功能外，還可增加主要器官的血流量，保護這些重要器官，免受心臟停止缺氧的傷害[159]。

27.4.3 急救時使用的水平律動

　　從學理與實驗，已證明水平律動可以協助醫生治療心臟停止病人，降低重要器官的缺氧傷害並增加存活率。如果與心肺甦醒術一起使用，會有什麼樣的效果呢？佛羅里達州邁阿密醫院團隊做了一系列的研究，首先是用12隻小豬試驗，當小豬被電擊引發心室顫動後3分鐘，一組接受水平律動15分鐘，一組沒有任何介入。18分鐘後，檢查兩組的差異。未接受水平律動的豬全部死亡，而接受水平律動的血液循環全部回復。

　　其次，團隊將水平律動的急救功能與現在普遍在急診室使用的自動心肺甦醒機器比較，這種自動按摩心臟的機器叫做「Thumper CPR」，它像一件背心穿在病人身上，透過氣壓來按摩心肺（圖72）。

　　團隊利用經過處理造成窒息型心跳停止的16隻小豬，分成自動心肺按摩組與水平律動組（10分鐘）比較，發現兩組在存活率與血液動力學上無分軒輊[160]。在另一研究也顯示兩者效果相當，但水平律動組的肺動脈壓明顯低於自動心肺按摩組（20mmHg v.s. 46mmHg），而且肋骨骨折機會大大降低（0% v.s. 25%）[161]。

　　對於非窒息性的，其他原因引起的心跳停止，另一個豬隻實驗，則顯示水平律動急救勝過自動心肺按摩組。小豬回歸自動血液循環比率在自動心肺按摩組中8隻有5隻（62%），而水平律動組為8隻中有7隻（88%）。而且，水平律動組的左心室心搏分率、心壁分率縮短比率（fractional shortening）降低比自動心肺按摩組的少。另外，心臟超音波也顯示水平律動組的心室壁運動分數（wall motion score index，WMSI）在自動心肺按摩組受傷較嚴重，而水平律動組即使到6小時後，還維持不變[162]。

　　心跳停止後，即使能夠急救回來，也就是人體回到自動自發的血液循環，並不表示此人健康就恢復了。在心跳停止到自發性的血液循環回復中間這段時

間，心肌、大腦或重要器官可能已經缺乏氧氣而受傷了。所以急救的效果還要看心臟後續的功能以及大腦、腎臟等血流功能。以16隻小豬研究，在心室顫動18分鐘後，分成自動心肺按摩組與水平律動組（15分鐘）急救後比較，發現水平律動組：（1）有較高的左心室心搏分率及較少的心室壁運動障礙；（2）恢復自發性血液循環3小時後，水平律動組的血液動力學變數都恢復正常，但自動心肺按摩組仍居高不下；（3）在急救時，兩組的腦血流差不多，但是恢復自發性血液循環30分鐘後，水平律動組的大腦、心臟與腎臟的血流量比自動心肺按摩組高很多；（4）組織發炎反應，測量myeloperoxidase（MPO）活性、plasma creatine phosphokinase（CPK）、cardiac troponin I、TNF-alpha及IL-6，水平律動組都有意義的低於自動心肺按摩組。**可見水平律動急救法的事後傷害，比自動心肺按摩急救方法低**[163]。

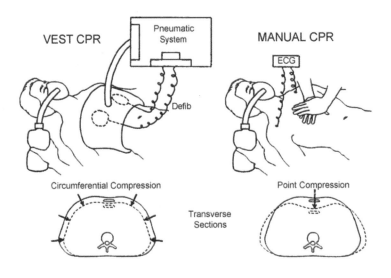

（圖72）急救使用的自動按摩心臟的機器Thumper CPR

27.5>>水平律動治療急性腦中風

導讀

腦中風會導致嚴重的大腦神經傷害，即使沒有死亡，卻因為大腦缺氧與腦細胞死亡，導致認知、記憶、行動、語言、吞嚥與姿勢的障礙，更嚴重的則變成完全臥床的植物人。研究顯示水平律動對於腦中風有保護作用。

第一、它可以降低心臟停止時急救回來之後大腦的後遺症。第二、大腦缺氧時，它可以減少大腦血管的梗塞萎縮。第三、它會增加細胞內對抗細胞凋亡的蛋白質，使得較多的腦細胞可以存活。第四、水平律動可以增加「神經營養蛋白」促使神經再生與聯結，慢慢恢復已經受傷神經細胞的功能。

可見水平律動可以保護腦神經細胞缺氧或缺血的傷害，是保護腦神經的有價值方法。

急救時，最重要的是要恢復心臟自動自發的心跳與血液循環，但是即使有心跳與循環恢復正常，並不表示病人正常，因為在心跳停止時的組織缺氧狀態，通常導致身體重要器官的傷害，這些重要的器官包括大腦、心臟、腎臟、肝臟與腸子，其中最重要的當然是大腦。如果大腦受傷，腦細胞死亡，即使恢復循環，通常會造成嚴重的認知、記憶、行動、語言、吞嚥與姿勢的障礙，更嚴重的則變成完全臥床的植物人。那麼，水平律動對於大腦有保護作用嗎？

西班牙科學院的馬丁尼姆立羅（Martínez-Murillo R）團隊以老鼠做實驗，他們先將老鼠弄成腦部局部缺氧後，即刻給予老鼠3小時的水平律動，然後使用核磁共振儀並測量腦神經生化指標beclin 1及fractin，7天後，來比較水平律動是否有效？首先，從核磁共振影像，他們發現水平律動組的大腦受傷萎縮明顯少於對照組達82%；其次，發現代表大腦細胞死亡的細胞內蛋白質beclin 1

及fractin也明顯低於對照組。所以馬丁尼結論說：**「這結果證明水平律動提供一種新穎、便宜、非侵入性治療中風的選擇」**[166]。

亞當斯（Jose A Adams）的邁阿密團隊也進行動物實驗，在2003年，他們已經發現心跳停止3分鐘的小豬，如果接著給予15分鐘的水平律動，與沒有接受律動的小豬比較，這些小豬在救回24小時後評估神經功能都正常，而且神經正常功能一直維持到48小時[164]。

在2010年他們則進一步觀察在窒息性心跳停止後，受傷腦細胞內管制訊息蛋白質的變化：啟動蛋白質（Bax）及抑制細胞凋亡的蛋白質（pAkt，Bcl-2，Bcl-2/Bax ratio）。這些老鼠在經過麻醉插管後，其中一組給予60分鐘的水平律動，接著麻痺老鼠導致窒息性心跳停止，經過5分鐘後才給予心肺甦醒，等自發性血液循環恢復後4小時，取出前額皮質細胞檢查。

在水平律動組，所有老鼠都恢復自發性血液循環，但沒有水平運動組老鼠只有60％恢復。在水平律動組，老鼠的Bcl-2/Bax比沒有律動組老鼠增加1.92 v.s. 0.62（p=0.001）。此指標增加代表的是降低腦細胞的凋亡。另外，水平律動組老鼠的pAkt也增加124 v.s. 34（p=0.001）。Akt則是細胞內對抗細胞凋亡的蛋白質，增加表示有較多的腦細胞存活。可見事先給予水平律動可以保護腦神經細胞缺氧或缺血的傷害，所以水平律動是保護腦神經的有價值方法[167]。

27.5.1　增加神經再生與聯結

除了降低腦神經傷害，那水平律動是否可以增加神經再生與聯結，慢慢恢復已經受傷神經細胞的功能呢？所以此團隊再進行另一老鼠研究，此次他們測量兩種神經營養蛋白（neurotrophins）：（1）「源自大腦細胞的神經營養因子」（brain cell line derived neurotrophic factors，BDNF），及（2）「源自神經膠質細胞的神經營養因子」glial cell line derived neurotrophic factors，GDNF）。「神經營養因子」是控制、引導神經突觸、神經軸及神經網絡路徑的重要蛋白質，它們也負責大腦的神經重塑與神經再生，所以可以改善認知功能，促進神經血管新生與增加神經細胞存活。一組老鼠經過每天1小時（f=480cpm，0.3mt/sec2）總共10次兩週的水平律動。發現水平律動組比對照組BDNF表現增加30％，而GDNF增加26％（p＜0.001）。可見水平律動有助於大腦缺氧或缺血傷害後的恢復[168]。

27.6>>水平律動治療周邊血管疾病

導讀

　　四肢的動脈阻塞會導致肢體缺氧甚至壞死，這種毛病稱為周邊血管疾病，雖然沒有像心臟或大腦缺血般會致命，但是這種問題會讓人殘廢。最常見的症狀為跛行、疼痛或手指及腳趾的冰冷蒼白，原因常是伴隨糖尿病或動脈粥狀硬化的合併症。

　　研究顯示，水平律動對於周邊血管疾病缺氧的問題有幫忙。水平律動不僅可以增加四肢血液流量，減少缺氧引發的疼痛及跛行，而且可以增加體內的促進血管新生生長因子。這些因子及一氧化氮都可以促使血管擴張、增加血流量與加速血管新生，因此水平律動是一種有效治療周邊血管疾病，改善下肢的血氧供應，並降低四肢缺氧傷害的治療方式。

　　血管疾病並不限於心臟或大腦，還有一種可怕的周邊血管疾病，是由於四肢的動脈阻塞而導致肢體缺氧甚至壞死，這種問題經常伴隨糖尿病或動脈粥狀硬化患者，最常見的症狀為跛行、疼痛或手指及腳趾的冰冷蒼白。水平律動對於周邊血管缺氧的問題會是否有幫助？

　　田務（Rokutanda T）在日本熊本大學，研究水平律動對於周邊血管缺氧的影響。他首先結紮28老鼠的後腳股動脈，然後分成水平律動組與沒有律動組觀察。律動組給予150cpm，每天45分鐘的水平律動共7天。結果發現結紮缺氧後腳的血流，比對照組明顯增加，原因在於水平律動組的一氧化氮合成酶明顯增加。再進一步分析血管新生成長因子的表現（angiogenic growth factor expression），在水平律動組也明顯增加，與血管新生有關的蛋白質VEGF、FGF2、SDF-1和PDGF-B都有明顯增加[169]。

　　另外兩個類似的實驗，在有糖尿病老鼠身上，證明水平律動可以增加下肢的血流量，但胰島素與血糖值並沒有改變。用10位有周邊動脈阻塞病人做實驗，僅單獨做一次水平律動（140cpm，45分鐘），缺氧下肢與正常下肢的血流量比率就從74%提升到87%（$p < 0.05$）[170]。

　　有一種特殊的走路困難症狀，病人走幾十公尺後感覺腿部痠麻疼痛無法走路，一定要休息過後才有辦法繼續走路。這個症狀在醫學上稱為「間歇性跛行」（intermittent claudication），可以分成兩種：如果是由於腰椎退化狹窄，造成脊髓神經壓迫導致的稱為「神經性間歇性跛行」，另外一種是因下肢動脈硬化，造成血流阻塞，稱為「血管性間歇性跛行」，也是周邊血管動脈阻塞的重要徵狀。患者足部動脈脈博明顯減弱，下肢蒼白冰冷，可藉由超音波或測量手腳血壓差異來診斷。此種周邊血管動脈阻塞常僅是血管動脈粥狀硬化的一部份而已，病人常也伴有心臟冠狀動脈、大腦動脈及腎動脈等病變。

　　瑞士蘇黎世大學醫院的柯霍（Kohler M）利用穩定心臟衰竭病人實驗（左心室搏血分率小於35%，心臟衰竭分期第2期以上），其中有6位合併有間歇性跛行，給予每天40分鐘，1週5天，總共5週的水平律動。結果這些心臟衰竭病人的6分鐘行走距離增加105公尺（$p < 0.05$），缺氧皮膚溫度提升（$p < 0.05$）。而6位間歇性跛行患者中4位，無論在行走距離、生活品質與下肢溫度

都得到改善（p＜0.05）。可見對於合併有間歇性跛行的嚴重心臟衰竭患者，使用水平律動數週可以改善生活品質與運動能力[173]。

這些實驗顯示水平律動可以透過兩種機轉：（1）增加一氧化氮合成酶訊息路徑；（2）促進血管新生生長因子的向上調解（upregulation of pro-angiogenic growth factor），而促使血管擴張、增加血流量與加速血管新生，來改善缺氧下肢的血氧供應，並降低缺氧傷害。

27.7>>水平律動治療肺動脈高血壓

導讀

「肺動脈高血壓」是一種少見但十分嚴重的疾病。由於某些原因，肺動脈可能因為狹窄、緊縮或碰到阻力，心臟需要非常用力才能將血打到肺部，以致無法順利交換新鮮含氧血回到心臟，這就是「肺動脈高血壓」。由於缺乏含氧血，患者會呼吸急促與運動困難。

水平律動由於可以分泌一氧化氮及前列環素，在理論上可以治療此種疾病，但實際情況如何呢？小豬的實驗證實水平律動可以降低主動脈壓及系統血管阻力，而降低肺動脈壓及肺血管系統壓力更為明顯。在動物實驗上證明，水平律動可能可以做為肺動脈高血壓的一種非藥物的治療方式。

肺動脈是從右心室出去到肺部的動脈，帶著沒有氧氣的髒血到肺部，在肺部交換成新鮮含氧的血液後，再從肺靜脈回到左心房，進入左心室，再經主動脈輸出到全身各器官與組織。由於某些原因，肺動脈可能狹窄緊縮或碰到阻力，心臟需要非常用力才能將血打到肺部，以致無法順利交換新鮮含氧血回到心臟，這就是「肺動脈高血壓」（圖73）。這是一種少見，但十分難治療的疾

病。

　　現在常使用的治療方式主要有一氧化氮吸入及一種口服藥Epoprostenol，這種藥就是前列環素（prostacyclin）。巧合的是，水平律動可以刺激血管內皮產生一氧化氮與前列環素，所以理論上水平律動應該有治療肺動脈高血壓的效果。

　　亞當斯（Jose A Adams）邁阿密團隊首先利用8隻小豬麻醉後先給予L-NAME，這是一種可以抑制一氧化氮合成酶的藥物。施打L-NAME小豬的系統血壓及肺動脈血壓都會明顯升高。此時再給予小豬2-4Hz，幅度0.5-1cm；約±0.2-0.8g加速度的水平律動，結果是水平律動產生的一氧化氮合成酶中和L-NAME效果，並降低系統血壓及肺動脈血壓[171]。

　　另一實驗更有創意，他們利用小豬，從氣管中灌入胎便，導致肺動脈高血壓來做實驗，12隻小豬經麻醉插管以呼吸器協助呼吸後，從氣管給予胎便後，小豬分傳統組與水平律動組兩組。在胎便吸入後2小時分析，發現：比較傳統組，水平律動組主動脈壓及系統血管阻力，明顯低30%以上，而肺動脈壓及肺血管系統壓力明顯降低100%以上。所以實驗證實，水平律動可以降低主動脈與肺動脈壓力，而肺動脈壓力降低更為明顯[172]。

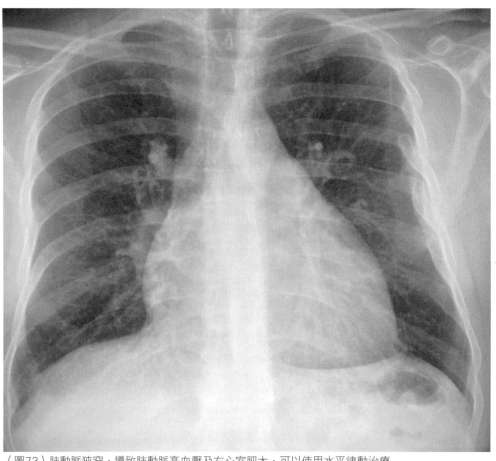

（圖73）肺動脈狹窄，導致肺動脈高血壓及右心室肥大，可以使用水平律動治療

27.8>>水平律動的糖尿病治療效果

日本大阪大學醫學院的阪口（Sakaguchi M）使用8位糖尿病患者，進行45分鐘的水平律動，前後使用超音波檢查「冠狀動脈血流儲備量」（coronary flow reserve，CFR）。他發現水平律動可以使「冠狀動脈血流儲備量」從2.3提升到2.6（p=0.02）。

而且水平律動可以降低胰島素從26到19 IU/ml（p=0.01）；增加總脂聯素（adiponectin）11.6到12.5μg/ml（p=0.02）；及高分子量脂聯素（high molecular weight adiponectin）4.9到5.3（p=0.03），但血糖值維持不變。可見單次的水平律動即可增加心臟的微循環，並增加糖尿病患者的葡萄糖耐受力[175]。

總結來説，水平律動是一種新穎有效的技術，可以改善心臟、腦血管、肺動脈及周邊血管系統疾病的良好工具。在心跳停止的急救上，無論是事前使用、事後使用或急救中使用都已被證明不輸於現有的自動按摩心臟的機器Thumper CPR。

如何閱讀本書的研究報告

　　這幾年來，我閱讀整理過無數全身律動的研究文獻及報告。先說我的結論：**「全身律動是神奇的運動，對於人體產生廣泛的正面影響，無數的臨床研究可以證實它增進健康的效果。」**為什麼我敢說得如此肯定？有使用過的讀者及耐心讀過本書的讀者，應該可以在本書的內文中找到原因。基本上，現在的醫學講究「證據醫學」，也就是「一分證據說一分話」。細心的讀者一定可以看到在本書幾乎每句話，都有研究文獻做佐證。附在後面的參考文獻中就包括182篇嚴謹的研究。

　　西藥新藥的研究由於關係到健康，所以世界各國的審核都極為嚴格。作者在瑞士諾華藥廠研發新藥時，閱讀無數的新藥臨床研究報告。全身律動的研究已達到臨床研究的水準，即使有少數研究報告未顯示效果，但不能否定全身律動的療效。我們要瞭解臨床醫學研究與物理化學的研究有一些差別，雖然它們都是科學，其中有一明顯差異，物理化學常常一就是一，只要實驗條件一致，那葡萄糖分解，一定可以變成乙醇，不會有人做得出來，有人做不出來。臨床醫學在人身體上實驗，由於人的遺傳及體質不同，可能產生許多干擾因素，導致結果無法一致。

　　舉個例子來說，藥廠試驗一種新的安眠藥是否有效，將受試者分成兩組，實驗組給安眠藥，對照組給維他命，假設結果是實驗組75％的人有效，對照組61％的人有效；或者反過來說，實驗組25％沒效，對照組39％沒效。依你看，這種新藥到底有沒有效呢？這樣的研究結果不是特例，而是十分常見。

有效與沒效的人數才差14%，因此有可能是安慰劑效應，而不是真正藥物有效！所謂安慰劑的效應是因為人類的主觀感覺影響結果。但是，研究結果本來應有差異卻做不出來，還有許多其他可能的原因。比如說：受試者個人的因素（如遺傳變異、個人體質不同）；後天環境飲食的因素（比如常喝酒的人吃安眠藥效果就不好）；或個人情緒壓力因素（比如容易緊張焦慮者效果不好）。另外，實驗的設計或分析方法也可能產生不同的結果。有時研究內容一樣，結果卻不同，還要去仔細瞭解是否因為受試者的種族、年齡、性別、參與者人數的多寡、測試時間的長短、研究的變數及統計方法不同的關係？這些種種都可能造成實驗的結果不一樣。我花點時間說明這些，是想解釋全身律動的上千篇研究，為什麼有的結果會有差異或不一致的現象。

統計有意義的p值

由於上述原因，所以醫學臨床研究通常是使用「統計方法」來推論有效或無效。判斷結果的值稱為p值，如果小於0.05，表示有大於95%機率實驗組與對照組是有差異。像上述的安眠藥例子，如果統計p值是小於0.05，這樣的結果就表示此藥有效。由於本書大量引用研究資料，讀者會在本書中看到許多p值，如果$p < 0.05$表示實驗組與對照組有差別，在本書實驗組多為律動組，所以$p < 0.05$就表示律動組與對照組真的有差別。

統計學的陷阱是這樣，如果差異不多，要檢驗出這小差異，就必須增加實驗參與者人數。舉例來說，剛剛安眠藥的例子，如果研究者實驗組只有10位與對照組10位，結果就是此安眠藥無效。但人數如果可以增加到1,000人對1,000人，卻可能做出有效的結論。問題是招募的人多，所花的研究經費就會高。流行病或新藥等有政府或財團支持的研究，才有可能人數極多。物理治療的研究，規模通常不會太大，這也解釋為什麼有些研究者的全身律動實驗，會得不到成功的結果。

但全身律動的臨床研究做了幾十年，數量非常多。許多報告在品質、數量與學理上也都十分深入，成果一致，使我們對於全身律動的效果十分有信心。舉垂直律動增加骨質密度的研究來說，不僅有小型與大型哺乳動物的研究，也有婦女、老人、孩童的人體實驗，更有幹細胞的研究成果，甚至有分子生物的報告。也就是說在學理與實驗上都滿完整，因此即使有些研究未發現差異，科學家還是敢大膽的下結論：「律動可以增加人體的骨質密度，降低骨質疏鬆與骨折的風險」。

我知道讀本書對於許多非醫生或專家來說，絕對不輕鬆，因為其中有大量研究資料與數據，而且穿插許多專業術語與名詞，但作者學疏才淺，又無法寫得更簡明易解，十分自疚。但此書相當於律動的工具書，有特別需要的讀者，應會直接翻閱對自己有幫助的章節，以協助自己全身律動健康需要。為方便讀者閱讀，在每章之前，有一篇言簡意賅的導讀，便利讀者可以快速閱覽及提綱挈領瞭解該章內容。

參考文獻與摘要

（1）Xie L, "Low-level mechanical vibrations can influence bone resorption and bone formation in the growing skeleton," Bone. 2006, Nov; 39（5）: 1059-66. Epub 2006 Jul 7.

（2）Xie L , "Enhancement of the adolescent murine musculoskeletal system using low-level mechanical vibrations." J Appl Physiol. 2008 Apr; 104 （4）: 1056-62. Epub 2008 Feb 7.

（3）Garman R, "Low-level accelerations applied in the absence of weight bearing can enhance trabecular bone formation," J Orthop Res. 2007 Jun;25（6）: 732-40.

（4）Clinton Rubin, "Quantity and Quality of Trabecular Bone in the Femur Are Enhanced by a Strongly Anabolic, Noninvasive Mechanical Intervention," J Bone Miner Res, Volume 17, 2, 2002.

（5）Tezval M, "Improvement of femoral bone quality after low-magnitude, high-frequency mechanical stimulation in the ovariectomized rat as an osteopenia model," Calcif Tissue Int. 2011 Jan; 88（1）: 33-40. Epub 2010 Oct 31.

（6）Verschueren SM, "Effect of 6-month whole body vibration training on hip density, muscle strength, and postural control in postmenopausal women: a randomized controlled pilot study," J Bone Miner Res. 2004 Mar 22; 19 （3）:352-9. Epub 2003 Dec.

（7）Gusi N, "Low-frequency vibratory exercise reduces the risk of bone fracture more than walking: a randomized controlled trial," BMC Musculoskelet Disord. 2006 Nov 30;7:92.

（8）Slatkovska L, "Effect of whole-body vibration on BMD: a systematic review and meta-analysis," Osteoporos Int. 2010 Dec; 21 （12）:1969-80. Epub 2010 Apr 21.

（9）von Stengel S, "Effects of whole body vibration on bone mineral density and falls: results of the randomized controlled ELVIS study with postmenopausal women," Osteoporos Int. 2011 Jan;22 （1）: 317-25. Epub 2010 Mar 20.

（10）Humphries B, et al, "Whole-body vibration effects on bone mineral density in women with or without resistance training," Aviat Space Environ Med. 2009 Dec; 80 （12）: 1025-31.

（11）Wysocki A, "AWhole-body vibration therapy for osteoporosis: state of the science." Ann Intern Med. 2011 Nov 15;155 （10）:680-6.

（12）Luu YK, "Mechanical signals as a non-Invasive means to influence mesenchymal stem cell fate, promoting bone and suppressing the fat phenotype." Bonekey Osteovision. 2009 Apr 1; 6 （4）: 132-149.

（13）Luu YK, "Mechanical stimulation of mesenchymal stem cell proliferation and differentiation promotes osteogenesis while preventing dietary-induced obesity." J Bone Miner Res 2009 Jan; 24（1）:50-61.

（14）Von Stengel, et al, "Effects of whole-body vibration training on different devices on bone mineral density." Med Sci Sports Exerc. 2011 Jun; 43（6）: 1071-9.

（15）Riggs BL, Wahmer HW, Melton L., et al: "Rates of bone loss in the appendicular and axial skeletons of women: evidence of substantial vertebral bone loss before menopause." J Clin Invest 1986; 77:1487-1491.

（16）Sven Rees, et al, "Effects of vibration exercise on muscle performance and mobility in an older population," Journal of Aging and Physical Activity, 2007, 15, 367-381.

（17）Ivan Bautmans, et al , "The feasibility of whole body vibration in institutionalised elderly persons and its influence on muscle performance, balance and mobility: a randomised controlled trial, " BMC Geriatrics 2005, 5:17.

（18）An Bogaerts, et al, "Impact of whole-body vibration training versus fitness training on muscle strength and muscle mass in older men: a 1-Year randomized controlled trial, " J Gerontol A Biol Sci Med Sci（2007）62（6）: 630-635.

（19）Klarner A, et al, "Effects of two different types of whole body vibration on neuromuscular performance and body composition in postmenopausal women." （Article in German）, Dtsch Med Wochenschr. 2011 Oct; 136（42）: 2133-9.

（20）Roelants M, et al, "Whole-body-vibration training increases knee-extension strength and speed of movement in older women," J Am Geriatr Soc. 2004 Jun; 52（6）: 901-8.

（21）Torvinen S, "Effect of four-month vertical whole body vibration on performance and balance," Med Sci Sports Exerc. 2002 Sep; 34（9）: 1523-8.

（22）B. Rehn, et al, "Effects on leg muscular performance from whole-body vibration exercise: a systematic review," Effects on leg muscular performance from whole-body vibration exercise: a systematic review," Scand J Med Sci Sports 2007: 17: 2 - 11.

（23）Spiliopoulou SI, et al, "Vibration effects on static balance and strength." Int J Sports Med. 2010 Sep; 31（9）: 610-6. Epub 2010 Jun 29.

（24）Kazuhiro Kawanabe, et al, "Effect of whole-body vibration exercise and muscle strengthening, balance, and walking exercises on walking ability in the elderly," Keio J Med 2007; 56（1）: 28－33.

（25 ）McBride JM, et al, "Effect of an acute bout of whole body vibration exercise on muscle force output and motor neuron excitability," J Strength Cond Res. 2010 Jan; 24（1）: 184-9.

（26）Melnyk M, et al, "Effect of a whole-body vibration session on knee stability," Int J Sports Med. 2008 Oct; 29（10）: 839-44. Epub 2008 Apr 9.

（27）Cheung WH, et al, "To investigate the efficacy of high-frequency whole-body vibration （WBV） on balancing ability in elderly women," Arch Phys Med Rehabil. 2007 Jul; 88（7）: 852-7.

（28）Furness TP, et al, "Efficacy of a whole-body vibration intervention on functional performance of community-dwelling older adults," J Altern Complement Med. 2010 Jul; 16（7）: 795-7.

（29）Turner AP, et al, "The acute effect of different frequencies of whole-body vibration on countermovement jump performance," J Strength Cond Res. 2011 Jun; 25（6）: 1592-7.

（30）Dabbs NC, et al, "Effect of different rest intervals after whole-body vibration on vertical jump performance," J Strength Cond Res. 2011 Mar; 25（3）: 662-7.

（31）Hazell TJ, et al, "Evaluation of muscle activity for loaded and unloaded dynamic squats during vertical whole-body vibration," J Strength Cond Res. 2010 Jul; 24（7）: 1860-5.

（32）Raimundo AM, et al, "Fitness efficacy of vibratory exercise compared to walking in postmenopausal women," Eur J Appl Physiol. 2009 Jul; 106（5）: 741-8. Epub 2009 May 12.

(33) Cochrane DJ, et al, "The rate of muscle temperature increase during acute whole-body vibration exercise," Eur J Appl Physiol. 2008 Jul; 103 (4) : 441-8.

(34) Marín PJ, et al, "Effects of vibration training on muscle power: a meta-analysis," J Strength Cond Res. 2010 Mar; 24 (3) : 871-8.

(35) Nordlund, M.M. and Thorstensson, A., "Strength training effects of whole-body vibration?" Scandi J Med and Sci in Sports, 2007 (17) , 12-17.

(36) Bosco C, et al, "Hormonal responses to whole-body vibration in men," Eur J Appl Physiol. 2000 Apr;81 (6) : 449-54.

(37) David M. Bazett-Jones, et al, "Comparing the effects of various whole-body vibration accelerations on counter-movement jump performance," J Sports Sci Med 2008 (7) , 144-150.

(38) Fagnani F, et al, "The effects of a whole-body vibration program on muscle performance and flexibility in female athletes," Am J Phys Med Rehabil. 2006 Dec; 85 (12) : 956-62.

(39) Colson SS, et al, "Whole-body vibration training effects on the physical performance of basketball players." J Strength Cond Res. 2010 Apr; 24 (4) : 999-1006.

(40) Wyon M et al, "Whole-body vibration training increases vertical jump height in a dance population," J Strength Cond Res. 2010 Mar; 24 (3) : 866-70.

（41）Marshall LC, et al, "The effect of whole-body vibration on jump height and active range of movement in female dancers," J Strength Cond Res. 2012 Mar; 26（3）: 789-93.

（42）Annino G, et al, "Effect of whole body vibration training on lower limb performance in selected high-level ballet students," J Strength Cond Res. 2007 Nov; 21（4）: 1072-6.

（43）Fort A, et al, "Effects of whole-body vibration training on explosive strength and postural control in young female athletes," J Strength Cond Res. 2012 Apr; 26（4）: 926-36.

（44）Sarah Hilgers , Bryan Christensen, "Examination of acute whole-body vibration on maximal vertical jump height in collegiate volleyball athletes," Portug J Sport Sci 11（Suppl. 2）, 2011.

（45）Giorgos Paradisis, Elias Zacharogiannis, "Effects of whole-body vibration training on sprint running kinematics and explosive strength performance," J Sports Sci and Med（2007）6, 44-49.

（46）Nicola bullock, et al, "Acute effect of whole-body vibration on sprint and jumping performance in elite skeleton athletes," J Strength and Conditioning Res, 2008 22（4）/1371－1374.

（47）Olivier Bruyere, et al, "Controlled whole body vibration to decrease fall risk and improve health-related quality of life of nursing home residents," Arch Phys Med Rehabil 2005; 86: 303-7.

（48）Hameeda A.A. Khadrajy, "Effect of Vibration Training on Some Physical Variables and Level of the Skill Performance on a Horse Jumping, " World J. Sport Sci., 6（2）: 134-139, 2012.

（49）Bogaerts AC, "Effects of whole body vibration training on cardiorespiratory fitness and muscle strength in older individuals（a 1-year randomised controlled trial）, " Age Ageing. 2009 Jul; 38（4）: 448-54.

（50）Trans T, et al, "Effect of whole body vibration exercise on muscle strength and proprioception in females with knee osteoarthritis, " Knee. 2009 Aug; 16（4）: 256-61.

（51）Alentorn-Geli, et al, "Six weeks of whole-body vibration exercise improves pain and fatigue in women with fibromyalgia, " J Altern Complement Med. 2008 Oct; 14（8）: 975-81.

（52）Rees SS, et al, "Effects of whole body vibration on postural steadiness in an older population, " J Sci Med Sport. 2008 Jun 10.

（53）Iwamoto J, et al, "Effect of whole-body vibration exercise on lumbar bone mineral density, bone turnover, and chronic back pain in post-menopausal osteoporotic women treated with alendronate, " Aging Clin Exp Res. 2005 Apr; 17（2）: 157-63.

（54）Rittweger J, et al, "Treatment of chronic lower back pain with lumbar extension and whole-body vibration exercise: a randomized controlled trial, " Spine. 2002 Sep 1; 27（17）: 1829-34.

（55）Lundeberg TC, "Vibratory stimulation for the alleviation of chronic pain, " Acta Physiol Scand Suppl. 1983; 523:1-51.

（56）D J Cochrane, S R Stannard, "Acute whole body vibration training increases vertical jump and flexibility performance in elite female field hockey players, " Br J Sports Med 2005; 39:860-865.

（57）Gil, Ryan, "The effects of whole-body vibration on cardiovascular and autonomic function in overweight-obese premenopausal women," （2011）. Electronic Theses, Treatises and Dissertations. Paper 4303.

（58）Otsuki T, et al, "Arterial stiffness acutely decreases after whole-body vibration in humans, " Acta Physiol（Oxf）. 2008 Nov; 194（3）: 189-94. Epub 2008 Apr 30.

（59）Maikala RV, "Cerebral oxygenation and blood volume responses to seated whole-body vibration." Eur J Appl Physiol. 2005 Dec; 95（5-6）: 447-53.

（60）Nishihira Y, et al, "Effect of whole body vibration stimulus and voluntary contraction on motorneuron pool, " Adv Exerc Sports Physiol. 2002; 8（4）: 83-86.

（61）van Nes IJ, et al, "Short-term effects of whole-body vibration on postural control in unilateral chronic stroke patients: preliminary evidence, " Am J Phys Med Rehabil. 2004 Nov; 83（11）: 867-73.

（62）van Nes IJ, Latour H, Schils F, et al, "Long-term effects of six-week whole-body vibration on balance recovery and activities of daily living in the postacute phase of stroke: a randomized, controlled trial," Stroke. 2006;37（9）: 2331-2335.

（63）Tihanyi J, et al, "Low resonance frequency vibration affects strength of paretic and non-paretic leg differently in patients with stroke," Acta Physiol Hung. 2010 Jun;97（2）: 172-82.

（64）Ebersbach G, et al, "Whole body vibration versus conventional physiotherapy to improve balance and gait in Parkinson's disease," Arch Phys Med Rehabil. 2008 Mar; 89（3）: 399-403.

（65）Wang CZ, et al, "Low-magnitude vertical vibration enhances myotube formation in C2C12 myoblasts," J Appl Physiol. 2010 Sep; 109（3）: 840-8.

（66）Ness LL, Field-Fote EC , "Whole-body vibration improves walking function in individuals with spinal cord injury: a pilot study," Gait Posture. 2009 Nov; 30（4）: 436-40

（67）Herrero AJ, et al, "Effects of whole-body vibration on blood flow and neuromuscular activity in spinal cord injury," Spinal Cord. 2011 Apr; 49（4）: 554-9.

（68）Ness LL, Field-Fote EC, "Effect of whole-body vibration on quadriceps spasticity in individuals with spastic hypertonia due to spinal cord injury," Restor Neurol Neurosci. 2009; 27（6）: 621-31.

（69）Wirth F, et al, "Whole-body vibration improves functional recovery in spinal cord-injured rats," J Neurotrauma. 2012 Nov 16.

（70）Sayenko DG, et al, "Acute effects of whole body vibration during passive standing on soleus H-reflex in subjects with and without spinal cord injury," Neurosci Lett. 2010 Sep 20; 482（1）: 66-70.

（71）Gusi N, et al, "Tilt vibratory exercise and the dynamic balance in fibromyalgia: A randomized controlled trial," Arthritis Care Res（Hoboken）2010 Aug; 62（8）: 1072-8.

（72）Mira Meeus & Jo Nijs, "Central sensitization: a biopsychosocial explanation for chronic widespread pain in patients with fibromyalgia and chronic fatigue syndrome," Clin Rheumatol（2007）26: 465－473.

（73）Saggini R, "Submaximal aerobic exercise with mechanical vibrations improves the functional status of patients with chronic fatigue syndrome," Europa Medocophysica. 42（2）. 97-102.

（74）Ruck J, et al, "Vibration treatment in cerebral palsy: A randomized controlled pilot study," J Musculoskelet Neuronal Interact. 2010 Mar; 10（1）: 77-83.

（75）Ahlborg L, et al, "Whole-body vibration training compared with resistance training: effect on spasticity, muscle strength and motor performance in adults with cerebral palsy," J Rehab Med. 38（5）. 302-308.

（76）Schuhfried O, "Effects of whole-body vibration in patients with multiple sclerosis: a pilot study," Clin Rehabil. 2005 Dec; 19（8）: 834-42.

（77）Jackson KJ, et al, "Acute effects of whole-body vibration on lower extremity muscle performance in persons with multiple sclerosis, " J Neurol Phys Ther. 2008; 32（4）: 171-176.

（78）Ogawa t, et al, "The effect of whole-body vibration on peri-implant bone healing in rats, " Clinical Oral Implants Research, 2011; 22: 302 – 307.

（79）Garman, R., et, "Low-level accelerations applied in the absence of weight bearing can enhance trabecular bone formation, " J. Orthop. Res., 2007, 25: 732 – 740.

（80）Johnson AW, et al, "Whole-body vibration strengthening compared to traditional strengthening during physical therapy in individuals with total knee arthroplasty, " Physiother Theory Pract. 2010 May;26（4）: 215-25.

（81）Kanis J, et al, " Acute and long-term increase in fracture risk after hospitalization for stroke, " Stroke 2001; 32: 702-706.

（82）Johnell O, et al, "LT. Fracture risk in patients with parkinsonism: a population-based study in Olmsted County, Minnesota, " Age Ageing 1992; 21: 32-38.

（83）Johnell O, Kanis JA, " An estimate of the worldwide prevalence and disability associated with osteoporotic fractures, " Osteoporos Int 2006; 17: 1726-1733.

（84）Pang MC, "Whole body vibration therapy in fracture prevention among adults with chronic disease, " World J Orthop 2010 November 18; 1（1）: 20-25.

（85）Rietschel E, et al, "Whole body vibration: a new therapeutic approach to improve muscle function in cystic fibrosis？" Int J Rehabil Res. 2008 Sep; 31（3）: 253-6.

（86）Roth J, et al, "Whole body vibration in cystic fibrosis--a pilot study," J Musculoskelet Neuronal Interact 2008; 8: 179-187.

（87）K. Kerschan-Schindl, et al, "Whole-body vibration exercise leads to alterations in muscle blood volume," Clinical Physiology, Volume 21, Issue 3, pages 377－382,May 2001.

（88）Whendon GD, et al, "Modification of the effects of immobilization upon metabolic and physiologic functions of normal men by the use of an oscillating bed," Am J Med. 1949 Jun; 6（6）: 684-711.

（89）Plum F, Whenon GD, "The rapidrocking bed: its effect on the ventilation of poliomyelitis patients with respiratory paralysis," N Engl J Med. 1951 Aug 16; 245（7）: 235-41.

（90）Belavý DL, et al, "Resistive simulated weightbearing exercise with whole body vibration reduces lumbar spine deconditioning in bed-rest," Spine（Phila Pa 1976）. 2008 Mar 1; 33（5）: E121-31.

（91）Maddalozzo GF, et al, "Whole-body vibration slows the acquisition of fat in mature female rats," Int J Obes（Lond）. 2008 Sep; 32（9）: 1348-54.

（92）Rubin CT, et al, "Adipogenesis is inhibited by brief, daily exposure to high-frequency, extremely low-magnitude mechanical signals," Proc Natl Acad Sci U S A. 2007 Nov 6; 104（45）: 17879-84.

（93）Milanese C, et al, "Effects of whole-body vibration with or without localized radiofrequency on anthropometry, body composition, and motor performance in young nonobese women," J Altern Complement Med. 2012 Jan; 18（1）: 69-75.

（94）Milanese C, et al, "Ten-week whole-body vibration training improves body composition and muscle strength in obese women," Int J Med Sci, 2013; 10（3）: 307-11.

（95）Fjeldstad C, et al, "Whole-body vibration augments resistance training effects on body composition in postmenopausal women," Maturitas 2009; 63（1）: 79－83.

（96）Wilms B, et al, "Whole body vibration added to endurance training in obese women－a pilot study," Int J Sports Med 2012; 33（09）: 740-743.

（97）Vissers D, et al, "Effect of long-term whole body vibration training on visceral adipose tissue: a preliminary report," Obes Facts. 2010; 3（2）: 93-100.

（98）江泰儒、王順正，《全身振動對於肥胖者之能量消耗研究》，國立中正大學碩士學位論文，96年7月。

（99）Sen B, et al, "Mechanical strain inhibits adipogenesis in mesenchymal stem cells by stimulating a durable beta-catenin signal," Endocrinology. 2008 Dec; 149（12）: 6065-75.

（100）Sen B, et al, "Mechanical signal influence on mesenchymal stem cell fate is enhanced by incorporation of refractory periods into the loading regimen," J Biomech. 2011 Feb 24; 44（4）: 593-9.

（101）Natasha Case, et al, "Mechanical input restrains PPARγ2 expression and action to preserve mesenchymal stem cell multipotentially," Bone 2013, Jan；52（1）454-464.

（102）Castillo AB, Jacobs CR, "Mesenchymal stem cell mechanobiology," Curr Osteoporos Rep. 2010 Jun; 8（2）: 98-104

（103）Cardinale M, et al, "Hormonal responses to a single session of wholebody vibration exercise in older individuals," Br J Sports Med. 2010 Mar; 44（4）: 284-8.

（104）Giunta M, et al, "Growth hormone-releasing effects of whole body vibration alone or combined with squatting plus external load in severely obese female subjects," Obes Facts. 2012; 5（4）: 567-74.

（105）Cardinale M, et al, "The acute effects of different whole body vibration amplitudes on the endocrine system of young healthy men: a preliminary study," Clin Physiol Funct Imaging. 2006 Nov; 26（6）: 380-4.

（106）Sartorio A, et al, "Growth hormone and lactate responses induced by maximal isometric voluntary contractions and whole-body vibrations in healthy subjects," J Endocrinol Invest. 2011 Mar; 34（3）: 216-21.

（107）Kvorning T, et al, "Effects of vibration and resistance training on neuromuscular and hormonal measures," Eur J Appl Physiol. 2006 Mar; 96（5）: 615-25.

（108）Stokes IAF, et al, "Alterations in the growth plate associated with growth modulation by sustained compression or distraction," Bone 41 （2007）197 – 205.

（109）Stokes IAF, "Mechanical effects on skeletal growth," J Musculoskel Neuron Interact 2002; 2 （3）: 277-280.

（110）Bradney M, et al, "Moderate exercise during growth in prepubertal boys: changes in bone mass, size, volumetric density, and bone strength: a controlled prospective study," J Bone Miner Res. 1998 Dec; 13 （12）: 1814-21.

（111）Cowin SC, et al, " Candidates for the mechanosensory system in bone, " J Biomech Eng: 1991 （113）191 – 197.

（112）Tanck E, et al, "Cortical bone development under the growth plate is regulated by mechanical load transfer," J Anat. 2006 Jan; 208 （1）: 73-9.

（113）Xie L, "Low-level mechanical vibrations can influence bone resorption and bone formation in the growing skeleton," Bone. 2006 Nov; 39 （5）: 1059-66.

（114）Xie L, et al, "Enhancement of the adolescent murine musculoskeletal system using low-level mechanical vibrations," J Appl Physiol. 2008 Apr; 104 （4）: 1056-62.

（115）Tanck E, et al, "Increase in bone volume fraction precedes architectural adaptation in growing bone," Bone. 2001 Jun; 28 （6）: 650-4.

（116）González-Agüero A, et al, "Effects of whole body vibration training on body composition in adolescents with Down syndrome," Res Dev Disabil. 2013 Mar 4; 34（5）: 1426-1433.

（117）Boyle LJ, Nagelkirk PR, "The effects of whole body vibration and exercise on fibrinolysis in men," Eur J Appl Physiol. 2010 Nov; 110（5）: 1057-61.

（118）Lohman EB 3rd, et al, "The effect of whole body vibration on lower extremity skin blood flow in normal subjects," Med Sci Monit. 2007 Feb; 13（2）: CR71-6.

（119）Maloney-Hinds C, et al, " The effect of 30 Hz vs. 50 Hz passive vibration and duration of vibration on skin blood flow in the arm," Med Sci Monit. 2008 Mar; 14（3）: CR112-6.

（120）West DW, et al, "Elevations in ostensibly anabolic hormones with resistance exercise enhance neither training-induced muscle hypertrophy nor strength of the elbow flexors," J Appl Physiol. 2010 Jan; 108（1）: 60-7.

（121）Bressel E, et al, "Transmission of whole body vibration in children while standing," Clin Biomech（Bristol, Avon）. 2010; 25（2）: 181-6.

（122）Totosy de Zepetnek JO, et al, "Whole-body vibration as potential intervention for people with low bone mineral density and osteoporosis: a review," J Rehabil Res Dev. 2009; 46（4）: 529-42.

（123）Monteleone G.,et al, "Contraindications for whole body vibration training: a case of nephrolitiasis," J Sports Med Physiol Fitness. 2007; 47（4）: 443-445.

（124）Ward K, et al, "Low magnitude mechanical loading is osteogenic in children with disabling conditions," J Bone Miner Res. 2004 Mar; 19 （3）: 360-9.

（125）Gilsanz V, et al, "Low-level, high-frequency mechanical signals enhance musculoskeletal development of young women with low BMD," J Bone Miner Res. 2006 Sep; 21（9）: 1464-74.

（126）Pitukcheewanont P, et al, "Extremely low-level, short-term mechanical stimulation increases cancellous and cortical bone density and muscle mass of children with low bone density: a pilot study," Endocrinologist. 2006; 16（3）: 128-132.

（127）Boulé NG, et al, "Effects of exercise on glycemic control and body mass in type 2 diabetes mellitus: a meta-analysis of controlled clinical trials."

（128）Klaus Baum, "Efficiency of vibration exercise for glycemic control in type 2 diabetes patients," Int J Med Sci. 2007; 4（3）: 159－163.

（129）Gloeckl R, et al, "Effects of whole body vibration in patients with chronic obstructive pulmonary disease--a randomized controlled trial," Respir Med. 2012 Jan; 106（1）: 75-83.

（130）Mohammad-Ali Azarbayjani, "Comparative effects of aerobic training and whole body vibration on plasma adiponectin and insulin resistance in type 2 diabetic men," Annals of Biolog Res, 2011, 2（5）: 671-680.

（131）Fukumoto, S., and Martin, T.J., "Bone as an endocrine organ," Trends Endocrinol. Metab, 2009; 20, 230－236.

（132）Ferron M, et al, "Insulin signaling in osteoblasts integrates bone remodeling and energy metabolism," Cell, 2010; 142（2）: 296-308.

（133）Di Loreto C, et al , "Effects of whole-body vibration exercise on the endocrine system of healthy men," J Endocrinol Invest. 2004 Apr; 27（4）: 323-7.

（134）Iwamoto J, et al, "Interventions to prevent bone loss in astronauts during space flight," Keio J Med. 2005 Jun; 54（2）: 55-9.

（135）Yu JC, et al, post in Third World Congress of Plastic Surgeons of Chinese Descent, 2012, paper in press.

（136）Junggi Hong, "Whole body vibration therapy for diabetic peripheral neuropathic pain: a case report," Health Sci J, 2011;（5）1:66-71.

（137）Amin Kordi Yoosefinejad, et al, "Effects of whole-body vibration on a diabetic type 2 patient with peripheral neuropathy," Health Sci J, 2012;（6）3: 576-583.

（138）Ruben J. Guzman, "Effect of whole-body vibration on painful diabetic peripheral neuropathy," Thesis of Master of Science in Movement Studies in Disability presented June 5, 2012., Oregon State University.

（139）Wu TJ, et al, "Whole-body vibration for functional constipation: a single-centre, single-blinded, randomized controlled trial, " Colorectal Dis, 2012 （11）: e779-85.

（140）Dessy C, Ferron O, "Pathophysiological roles of nitric oxide: in the heart and the coronary vasculature. " Current Medical Chemistry-Anti-Inflammatory & Anti-Allergy Agents in Medicinal Chemistry, 2004; （3）207 – 216.

（141）Hibbs JB, et al, "Nitric oxide: a cytotoxic activated macrophage effector molecule. " Biochem Biophys Res Commun 1988; 157 （1）: 87 – 94.

（142）Arkady Uryash, et al, "Low-amplitude pulses to the circulation through periodic acceleration induces endothelial-dependent vasodilatation, " J Appl Physiol 2009; （106）: 1840 – 1847.

（143）Heng Wua, et al, "In vivo upregulation of nitric oxide synthases in healthy rats, " Nitric Oxide 2009 ; 21 （1）: 63 – 68.

（144）Adams JA, et al, "Effects of periodic body acceleration on the in vivo vasoactive response to N-w-nitro-L-arginine and the in vitro nitric oxide production, " Ann Biomed Eng 2003; 31 （11）: 1337-1346.

（145）Li Y, et al, "Effects of pulsatile shear stress on signaling mechanisms controlling nitric oxide production, endothelial nitric oxide synthase phosphorylation, and expression in ovine fetoplacental artery endothelial cells, " Endothelium. 2005 Jan-Apr;12 （1-2）: 21-39.

（146）Sackner MA, et al, "Nitric oxide is released into circulation with whole-body, periodic acceleration, " Chest. 2005 Jan; 127 （1）: 30-9.

（147） Reneman RS, "Wall shear stress--an important determinant of endothelial cell function and structure--in the arterial system in vivo. discrepancies with theory," J Vasc Res. 2006; 43（3）: 251-69.

（148） Adams JA, et al, "Periodic acceleration（pGz）preconditioning in swine increases endothelial derived NO and phosphorylated eNOS via Akt pathway," Circulation. 2008; 118: S_1448.

（149） Adams JA, et al, "Periodic acceleration（pGz）acutely increases endothelial and neuronal nitric oxide synthase expression in endomyocardium of normal swine," Peptides. 2009 Feb; 30（2）: 373-7.

（150） Uryash A, et al, "Preconditioning with periodic acceleration（pGz）provides second window of cardioprotection," Life Sci. 2012 Sep 4; 91（5-6）: 178-85.

（151） Matsumoto T, et al, "Whole-body periodic acceleration enhances brachial endothelial function, " Circ J. 2008 Jan; 72（1）: 139-43.

（152） Fukuda S, et al, "Passive exercise using whole body periodic acceleration: Effects on coronary microcirculation," Am Heart J. 2010 Apr; 159（4）: 620-6.

（153） Adams JA, et al, "Periodic acceleration（pGz）prior to whole body ischemia reperfusion injury provides early cardioprotective preconditioning," Life Sci. 2010 May 8; 86（19-20）: 707-15.

（154）Miyamoto S, et al, "Effect on treadmill exercise capacity, myocardial ischemia, and left ventricular function as a result of repeated whole-body periodic acceleration with heparin pretreatment in patients with angina pectoris and mild left ventricular dysfunction," Am J Cardiol. 2011 Jan 15; 107（2）: 168-74.

（155）Adams JA, et al, "Regional blood flow during periodic acceleration," Crit Care Med 2001; 29（10）: 1983-1988.

（156）Jose R Lopez, et al, "Cardioprotective Effects of Whole Body Periodic Acceleration（pGz）on Hypoxia-Induced Injury of Cardiac Myocytes," Circulation. 2011; 124: A119.

（157）Adams JA, et al, "Periodic acceleration: effects on vasoactive, fibrinolytic, and coagulation factors," J Appl Physiol. 2005 Mar; 98（3）: 1083-90.

（158）Adams JA, et al, "Acute effects of 'delayed postconditioning' with periodic acceleration after asphyxia induced shock in pigs," Pediatr Res. 2008 Nov; 64（5）: 533-7.

（159）Adams JA, et al, "Microcirculatory and therapeutic effects of whole body periodic acceleration（pGz）applied after cardiac arrest in pigs," Resuscitation. 2011 Jun; 82（6）: 767-75.

（160）Adams JA, et al, "Comparison of Periodic Acceleration and Thumper CPR in an Asphyxial Cardiac Arrest Model in Pigs," Circulation. 2006; 114:II_1197.

（161）Adams JA, et al, "Periodic acceleration（pGz）CPR in a swine model of asphyxia induced cardiac arrest. Short-term hemodynamic comparisons," Resuscitation. 2008 Apr; 77（1）: 132-8.

（162）Nava G, et al, "Echocardiographic comparison of cardiopulmonary resuscitation（CPR）using periodic acceleration（pGz）versus chest compression," Resuscitation. 2005 Jul; 66（1）: 91-7.

（163）Wu D, et al, "Post-resuscitation reperfusion injury: comparison of periodic Gz acceleration versus Thumper CPR," Resuscitation. 2006 Sep; 70（3）: 454-62.

（164）Adams JA, et al, "Survival and normal neurological outcome after CPR with periodic Gz acceleration and vasopressin," Resuscitation. 2003 Feb; 56（2）: 215-21.

（165）Adams JA, et al, "Novel CPR with periodic Gz acceleration," Resuscitation. 2001 Oct; 51（1）: 55-62.

（166）Martínez-Murillo R, et al, "Whole-body periodic acceleration reduces brain damage in a focal ischemia model," Neuroscience. 2009 Feb 18; 158（4）: 1390-6.

（167）Adams JA, et al, "Preconditioning with whole body periodic acceleration（pGz）is neuroprotective in model of asphyxial cardiac arrest in rats," Circulation. 2010; 122: A17.

（168）Arkady Uryash, et al, "Abstract 152: neurotrophin expression is increased by whole body periodic acceleration（pGz）in mice," Circulation. 2011; 124: A152.

（169）Rokutanda T, et al, "Passive exercise using whole-body periodic acceleration enhances blood supply to ischemic hindlimb," Arterioscler Thromb Vasc Biol. 2011 Dec; 31（12）: 2872-80.

（170）Rokutanda T, et al, "Whole body periodic acceleration, novel passive exercise devices, enhances blood supply to ischemic hindlimb in mice and human," Circulation. 2011; 124: A9481.

（171）Adams JA, et al, "The effects of periodic body acceleration（PGz）using noninvasive motion ventilation（NIMV）, on L-NAME induced pulmonary and systemic hypertension," Pediatric Research（1999）45, 36A – 36A.

（172）Adams JA, et al, "Hemodynamic effects of periodic Gz acceleration in meconium aspiration in pigs," J Appl Physiol 2000; 89:2447-2452.

（173）Kohler M, et al, "Periodic whole body acceleration: a novel therapy for cardiovascular disease," Vasa. 2007 Nov; 36（4）: 261-6.

（174）Miyamoto S, et al, "Treatment with whole body periodic acceleration with a horizontal motion platform reverses left ventricular remodeling in angina patients with old myocardial infarction," J Am Coll Cardiol 55（10）: 0（2010）.

（175）Sakaguchi M, et al, "Preliminary observations of passive exercise using whole body periodic acceleration on coronary microcirculation and glucose tolerance in patients with type 2 diabetes," J Cardiol. 2012 Oct; 60（4）: 283-7.

（176）Burn J, Dennis M, et al, "Long-term risk of recurrent stroke after a first-ever stroke. The Oxfordshire Community Stroke Project," Stroke. 1994 Feb; 25（2）: 333-7.

（177）Ezenwa B, Burns E, et al, "Multiple vibration intensities and frequencies for bone mineral density improvement," in Proceedings of the 30th Annual International Conference of the IEEE Engineering in Medicine and Biology Society（EMBS '08）, pp. 4186－4189, August 2008.

（178）Corrie H, Brooke-Wavell K, et al, " Effect of whole body vibration on bone formation and resorption in older patients: A randomised controlled trial," Osteoporos Int. 2007; 18（Suppl 3）: S285.

（179）King LK, et al, "Short-term effects of vibration therapy on motor impairments in Parkinson's disease," NeuroRehabilitation. 2009; 25（4）: 297-306.

（180）Haas CT, et al, " The effects of random whole-body vibration on motor symptoms in Parkinson's disease," NeuroRehabilitation,2006; 21（1）: 29-36.

（181）Arias P, et al, "Effect of whole body vibration in Parkinson's disease: a controlled study," Mov Disord. 2009; 24（6）: 891-898.

（182）Goetz CG, et al, "Placebo-associated improvements in motor function: comparison of subjective and objective sections of the UPDRS in early Parkinson's disease," Mov Disord. 2002; 17（2）: 283-288.

律動療法
震走疾病，動出健康

建議售價‧400元

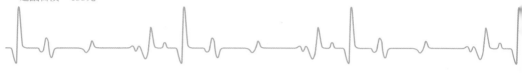

作　　者‧簡志龍
校　　對‧簡志龍、雯子
專案主編‧黃麗穎
發 行 人‧簡嬌娥
出　　版‧健康希望
　　　　　地址：台中市404北區中清路一段153巷9號
　　　　　電話：0984-227063　　04-22060350
　　　　　電郵：hohebio@gmail.com
　　　　　簡醫師部落格：http://hohebio.pixnet.net/blog
版　　次‧2014年（民103）二月初版三刷
　　　　　2015年（民104）四月初版六刷

設計編印　白象文化
www.ElephantWhite.com.tw
press.store@msa.hinet.net

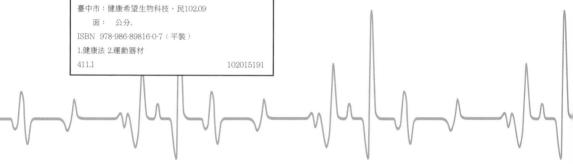

國 家 圖 書 館 出 版 品 預 行 編 目 資 料

律動療法：震走疾病，動出健康／簡志龍著. --初版.--
臺中市：健康希望生物科技，民102.09
　　面：　公分.
ISBN 978-986-89816-0-7（平裝）
1.健康法 2.運動器材
411.1　　　　　　　　　　　　102015191